女性の視点によるチェルノブイリ25年研究

放射能汚染が未来世代に及ぼすもの

「科学」を問い、脱原発の思想を紡ぐ

綿貫礼子❖編

吉田由布子
二神淑子
リュドミラ・サァキャン

新評論

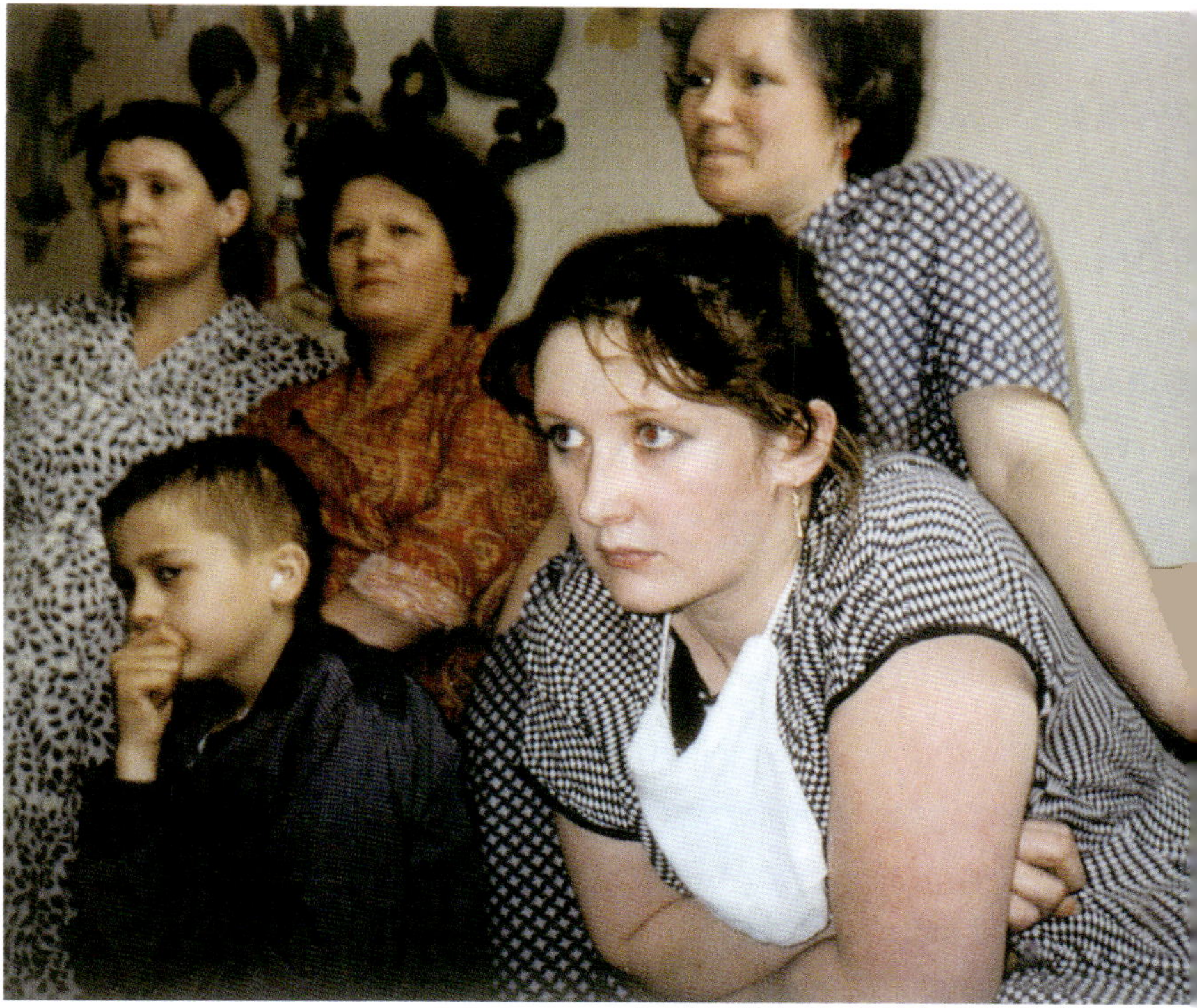

1991年、ベラルーシのミンスク小児血液病センターを訪ね、入院中の子を持つ母親たちと語り合う。彼女らは身を乗り出し、汚染地域での体験を綿貫に伝えた。（本書106頁）

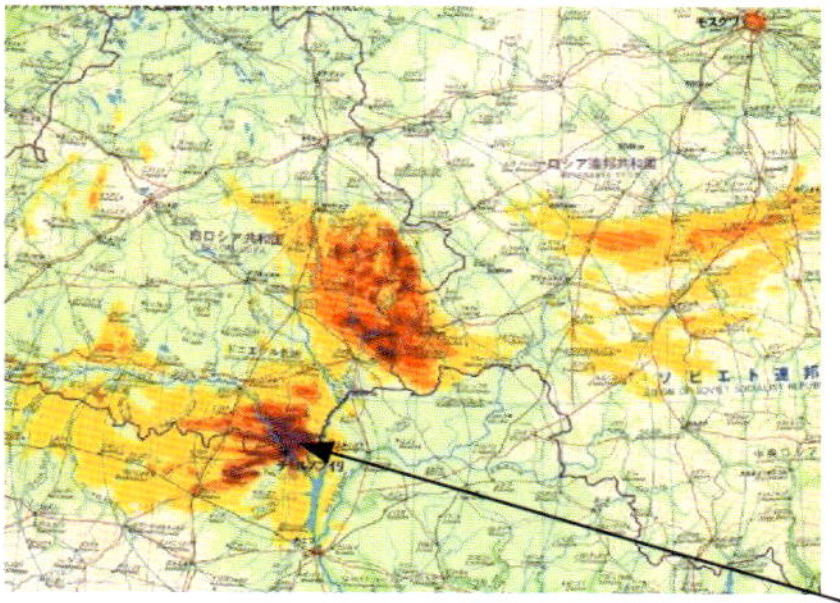

◀事故から３年後に公表された汚染地図。チェルノブイリ原発から200キロメートル以上も離れた地域に、強制避難区域と同程度の汚染があることが明らかになり、事実を知らされなかった住民は政府に対する不信の念を高めた。（本書116頁）

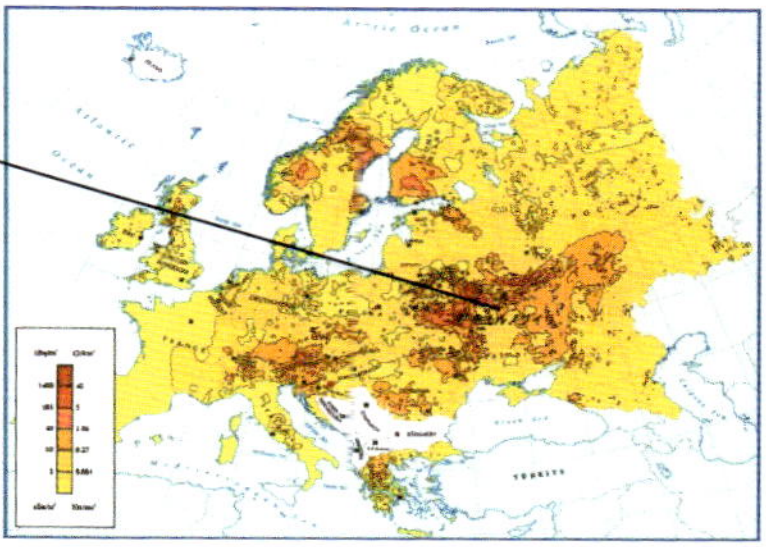

チェルノブイリ事故による放射能はヨーロッパ全域、さらに北半球一帯に広がった。▶

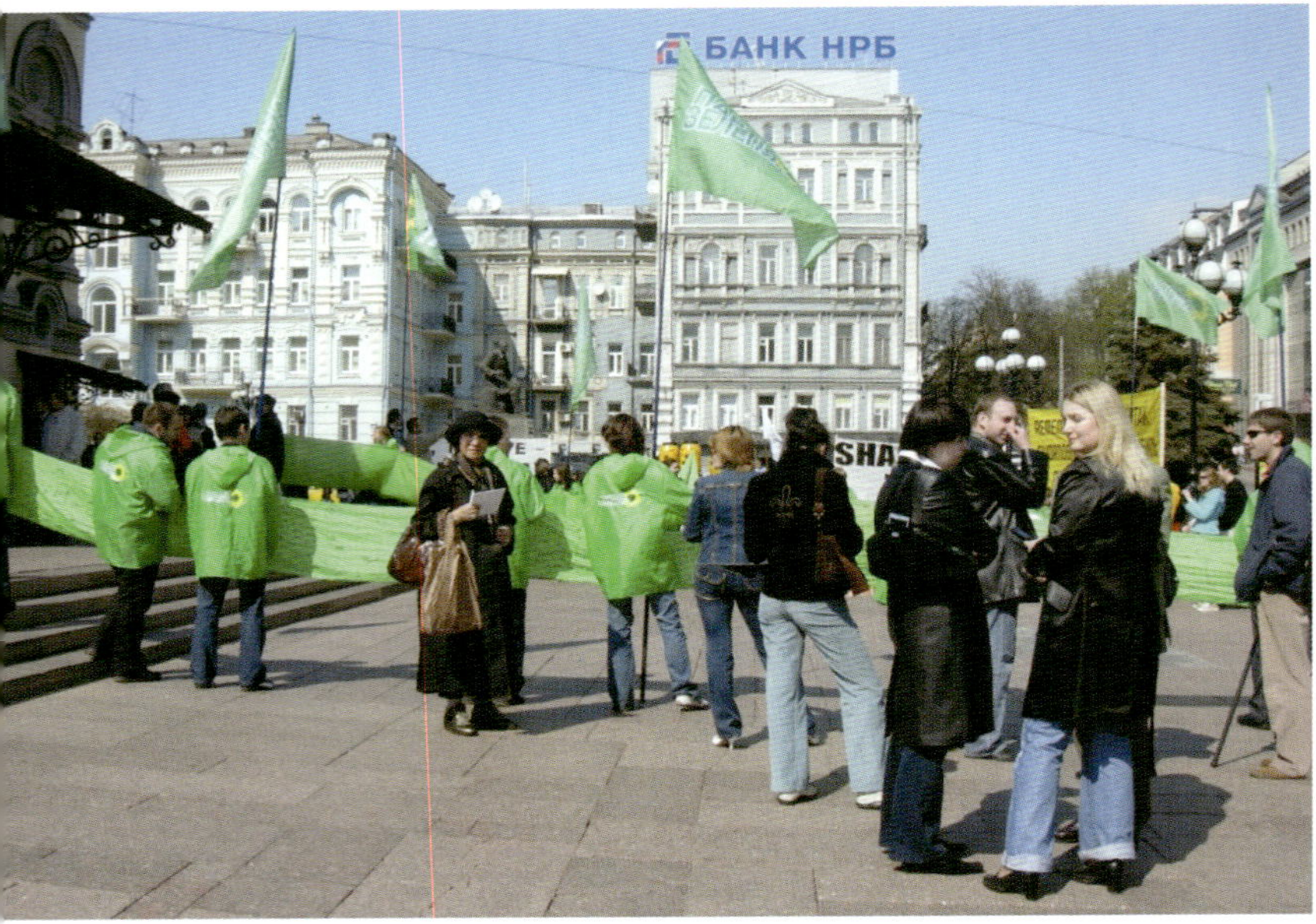

A 中心のチェルノブイリ20周年国際会議の会場前には、IAEA によるチェルノブイリの被害過小評価を
リし、脱原発を求める市民たちが集まった。（2006年、キエフ。中央は綿貫／本書139頁）

ルノブイリ20周年にはウクライナのユーシェンコ大統領夫人が開い
ォーラム “Rebirth, Renewal and Human Development” に招待さ
私たちの「脱原発の思想」を報告することができた。サプライズで現
大統領、同夫人と共に。（2006年、キエフ。左から吉田、綿貫）

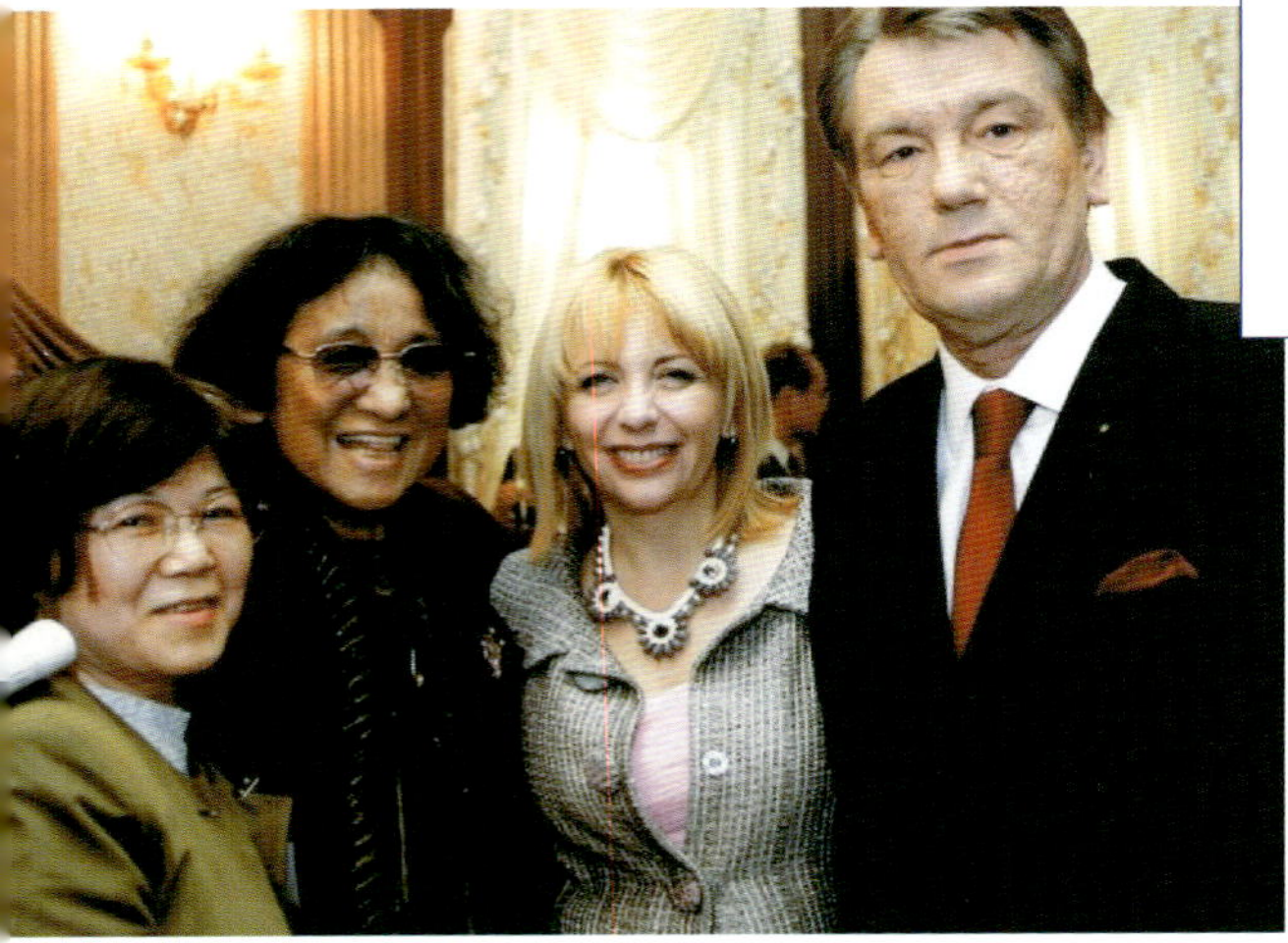

▲同フォーラムのロゴマーク。会議では「責任のマニフェスト」が決議された。第一項は「私たちは常に真実を語り、真実を得るために努力する責任がある」であった。（本書六五、一三九頁）

フクシマ事故とチェルノブイリ事故による汚染レベルの比較

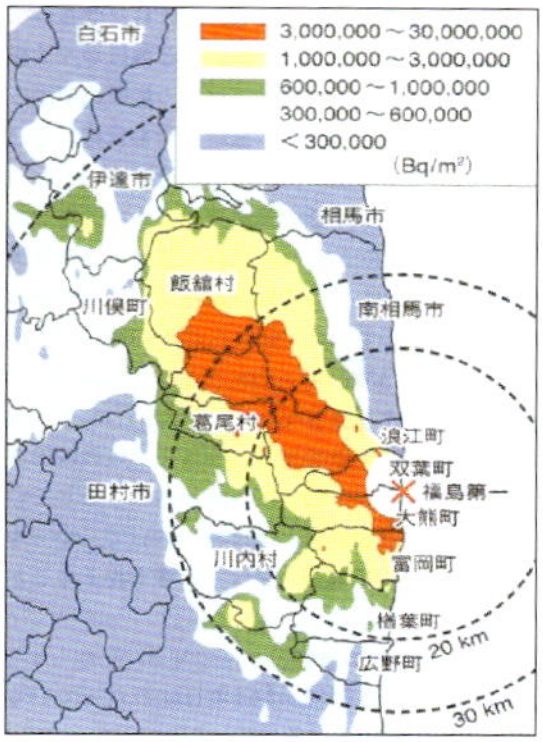

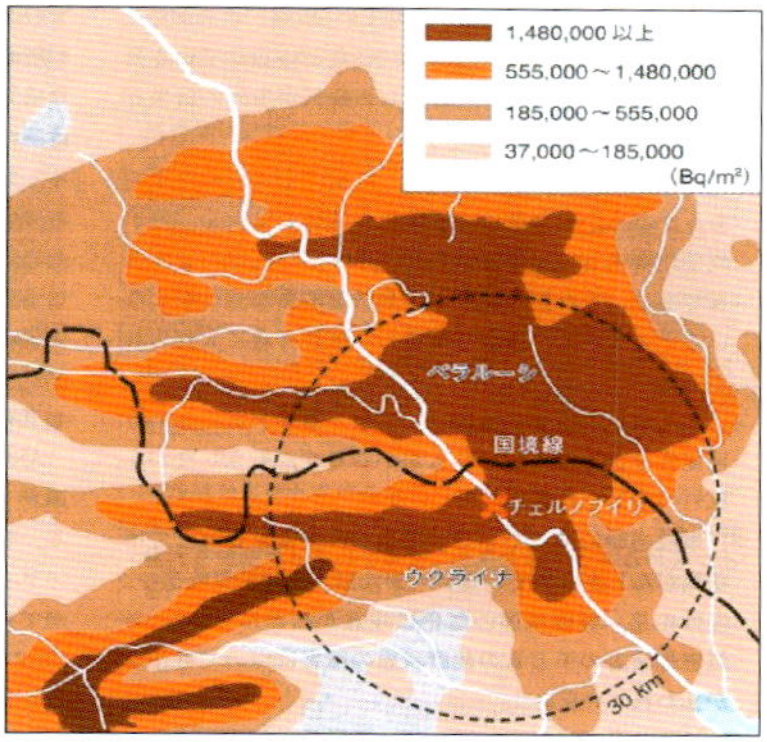

万ベクレル以上であるが、フクシマ（セシウム134＋137）では同三〇〇～三〇〇〇万ベクレルという、とてつもないレベルの汚染が存在している。（出典：チェルノブイリについては『現代化学』二〇一一年七月号より、原典は放射能汚染食品測定室、一九九〇年。フクシマについては文科省と米エネルギー省合同調査、二〇一一年五月六日発表より／本書一五三頁）

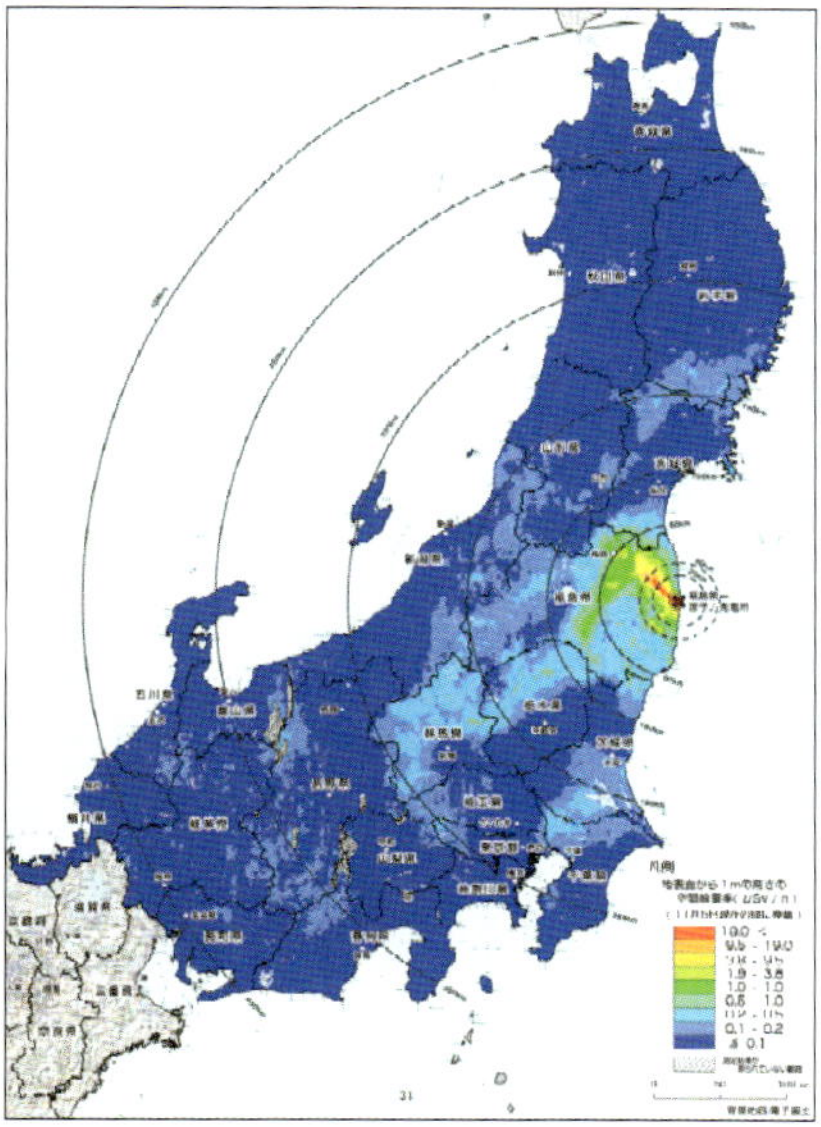

◀文科省の第４次航空機モニタリング測定結
反映した東日本全域の地表面から１メート
高さの空間線量率（天然核種を含む）。201
11月５日現在の値に換算したセシウム13
汚染状況。

▼1986年５月10日当時（左）と25年後の2
年５月10日現在（右）のウクライナのセシ
137汚染状況。セシウム137の長寿命の状
見て取れる。（出典：2011年版ウクライナ・ナシ
ルレポート）

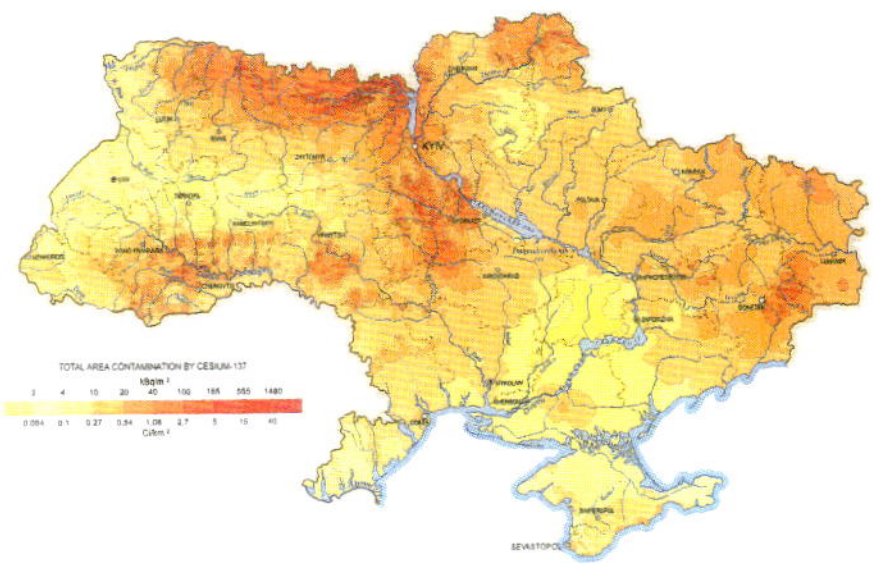

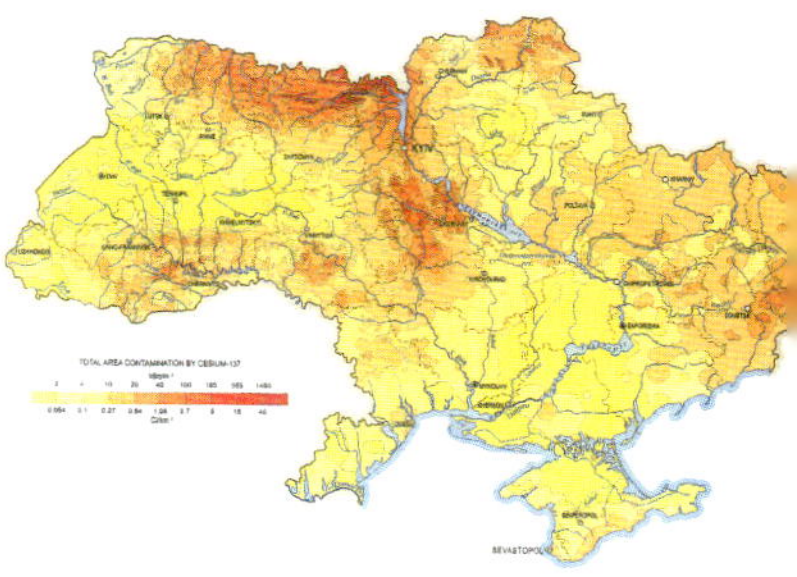

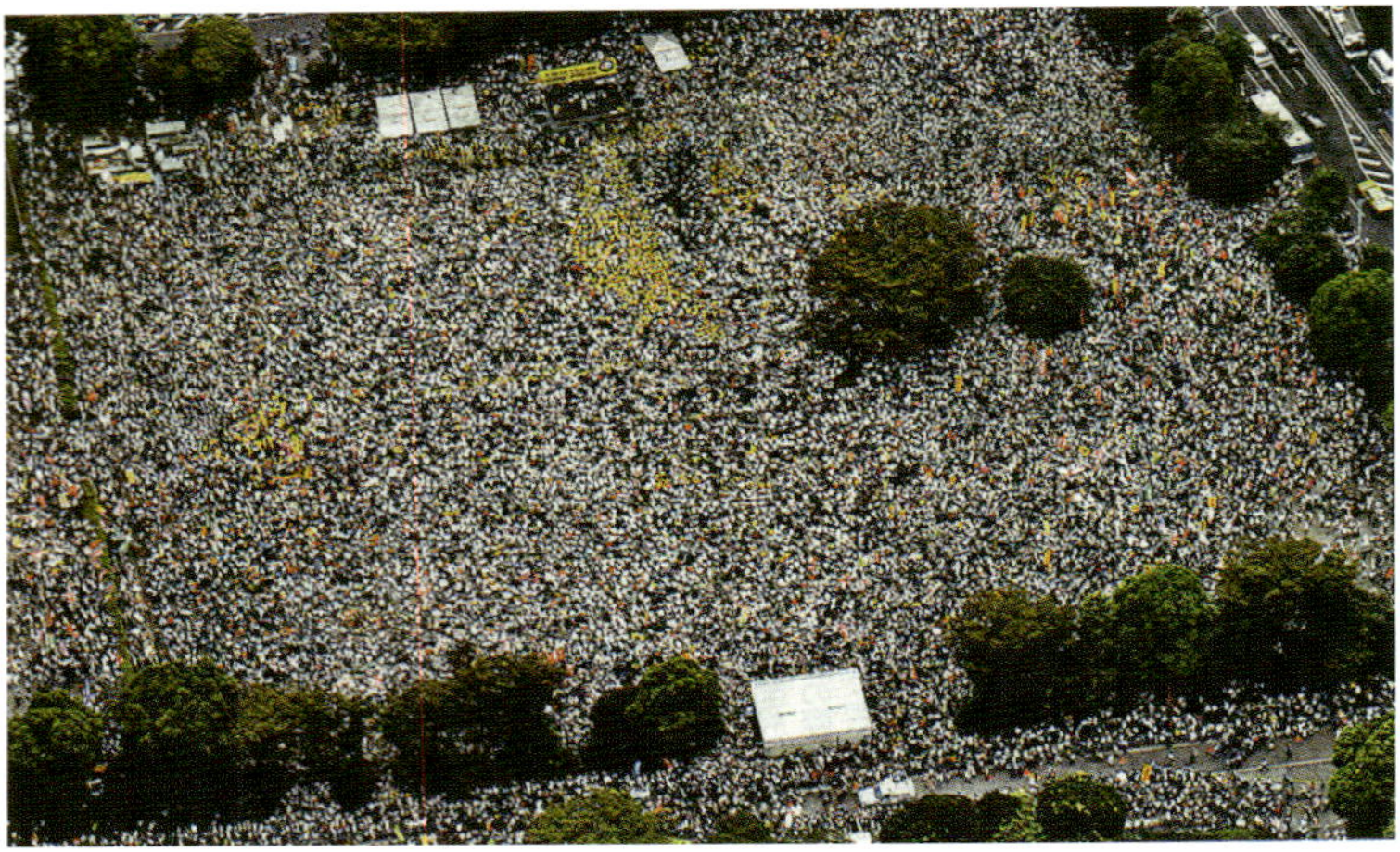

2011年９月19日に催された「さようなら原発５万人集会」。東京・明治公園には脱原発を求める６万人以上の市民が集まり、歩道まで埋め尽くした（嶋邦夫撮影、『東京新聞』提供）。その後も、全国各地で脱原発の催しが開かれている。

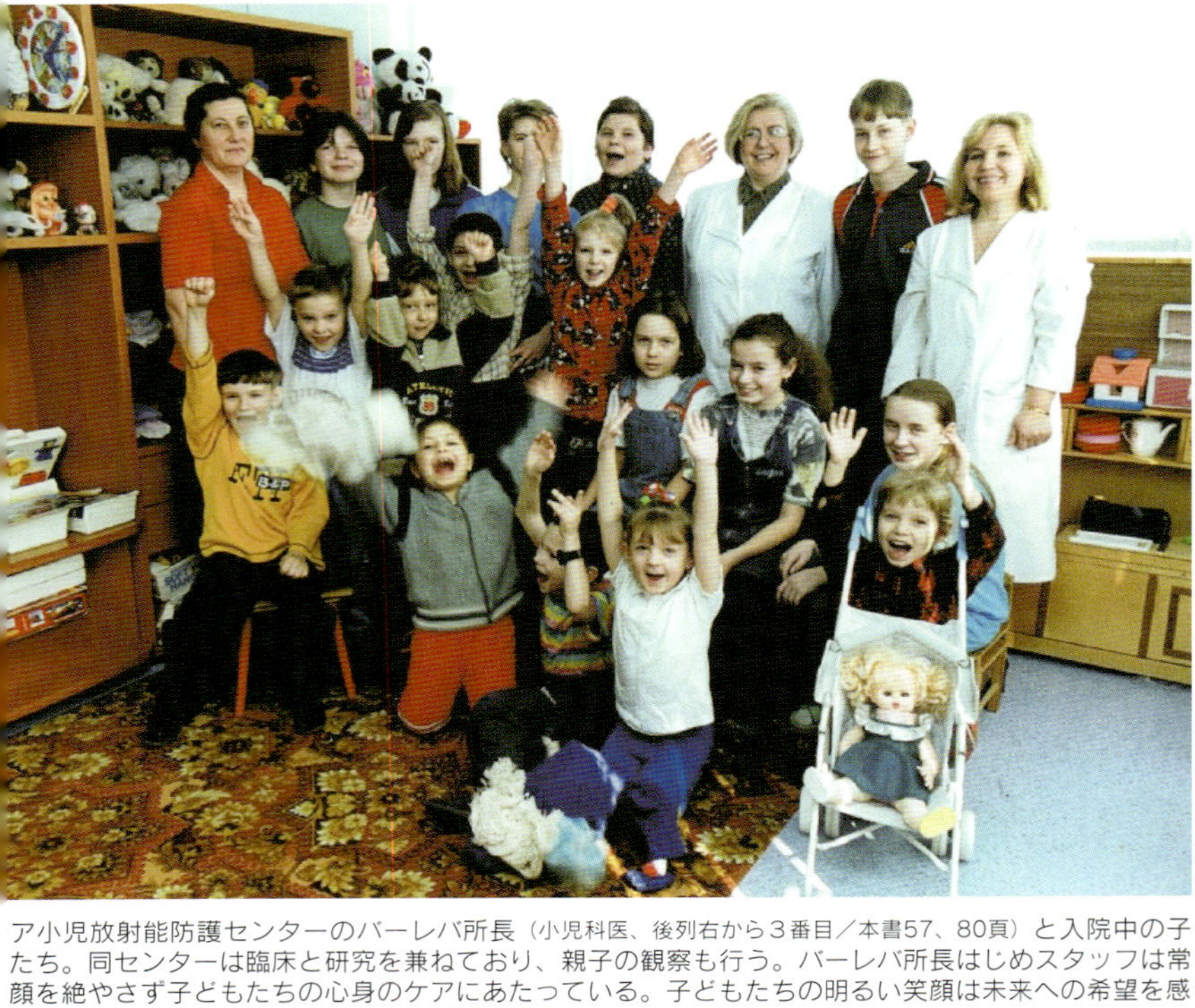

ア小児放射能防護センターのバーレバ所長（小児科医、後列右から３番目／本書57、80頁）と入院中の子たち。同センターは臨床と研究を兼ねており、親子の観察も行う。バーレバ所長はじめスタッフは常顔を絶やさず子どもたちの心身のケアにあたっている。子どもたちの明るい笑顔は未来への希望を感せる。（2001年、モスクワ。バーレバ所長提供）

序

一九八六年のチェルノブイリ事故からちょうど四半世紀となる二〇一一年、ウクライナ政府は四月二六日の事故発生日を記念し、ＩＡＥＡ（国際原子力機関）やＷＨＯ（世界保健機関）などの国連諸機関の支援のもと、ベラルーシ、ロシア両政府とともに早くから精力的にチェルノブイリ二五周年の「国際科学会議」を準備していた。しかし世界の原子力発電をめぐる歴史は、この年の三月一一日に起こった日本列島東北地方の福島第一原発の事故によって一変したと言っても過言ではないだろう。ウクライナの首都キエフでは四月一九日から二二日の間に三つの国際会議が開かれた。現在チェルノブイリの事故炉を覆っている「石棺」の劣化に伴い、それをさらに覆う新しいシェルター建設のための「支援国会議」、キエフ「原子力安全サミット」、そして私たちが参加した「国際科学会議」（二〇〜二二日）である。

二〇周年の会議以来五年ぶりに訪れた古都キエフに着いても、フクシマの原発事故は私の脳裏から離れることはなく、高線量にもかかわらず避難指示の遅れた飯舘村に思いを馳せていた。放射能の生態系への放出という、今を生きる世代の抱える共通の困難な課題が、〝人類の未来〟を告げているのではないかという重い感慨をもって、私はこの科学会議の始まる日の朝を迎えた。四半世紀を隔てた四・二六と三・一一。このドラマティックな科学の歴史のひとコマを後世の科学史家が振り返ったとき、二〇一一年のキエフで開かれた国際科学会議はどのような評価を得るのであろうか。(1)

本書は、その三・一一より三年前の二〇〇八年三月五日(この日は私の八〇回目の誕生日であった)から書きはじめていたものである。私はこの数十年、世界の汚染地帯(化学物質による)に足を運び、汚染の発生時点ではまだ誕生していなかった「未来世代」の生命と健康の問題をサイエンス・ライターの立場で研究してきた。チェルノブイリに関しては事故後数年の間情報が閉ざされていたが、一九九〇年に七人という少人数の科学者グループで旧ソ連の汚染現地を訪問することになり、その一員として参加した。汚染の大地に立ち、子どもの健康を心配する母親たちの声を聞いたとき、すぐに女性たちによるネットワークを創ることを発想した。その呼びかけは女から女へとつながり、たちまち百数十人で「チェルノブイリ被害調査・救援」女性ネットワーク（以下「女性ネットワーク」と略す）を立ち上げ、子どもたちへの医薬品支援を緊急の課題としながら、同時に独自の子ども健康研究を開始した。それ以来、現地の母親、医学者、研究者とのネットワークを紡ぎながら二〇数年研究を続けてきた。そして私は、八〇代に入る日を期に、これまでの仕事を科学史的に総括したいと悠然と書き出しはじめていたのである。『チェルノブイリ研究から核なき世界を紡ぐ』と題して。しかし、二〇一一年三月一一日のフクシマ原発惨事に、私は言葉に言い尽くせぬほどの衝撃を受け、筆を持つ余裕すらなくすほどの忸怩たる想いを抱いた。もはや悠然としているときではないのだと。

原発事故の報を受け私の脳裏に浮んだのは、二五年前のチェルノブイリの衝撃と重なるものだった。福島原発の事故に関する国内の当初の報道では、アメリカのスリーマイル原発事故の名は出されても、旧ソ連の事故とは原発技術上も規模も異なることが強調されていたが、わが家の電話は鳴りっぱなしだった。多くはチェルノブイリ事故当時の旧友からであり、そのうちの同時通訳をしている友人は、「外国の報道も一緒に見てほしい」と言ってきた。「なぜ？」と聞き返すと、「日本では、大変なことが〝起こるかもしれない〟と言うけれど、外国では大変なことが〝起こった〟と言っている、verb（動詞）が違う」と言うのである。周知の通り、一カ月後、事故の規模は国際原子力事象評価尺度でチェルノブイリと同じレベル7であることを日本政府も認めるに至った。

この三・一一の衝撃の中で、私は本書の内容を組み替え、フクシマを包み込んだ形で書き改めた。今度は誰かに背中を押されるかのように、かなりのスピードでまとめたものである。〝誰か〟とは無意識であっても、フクシマの子どもたち、ひいては世界の子どもたちと置き換えてもよいと思う。私たち「女性ネットワーク」は、事故から一〇年を過ぎた一九九〇年代半ば頃には、チェルノブイリの汚染現地で子どもたちに起きているガン以外の多様な病気の広がりに大きな懸念と疑問を持つようになった。この憂慮すべき状況については、二〇〇三〜二〇〇四年にかけて「環境汚染地域の子どもたち」(2)と題した『科学』誌上の連載の中で発表し、二〇〇五年にはそれらをまとめ『未来世代への「戦争」が始まっている―ミナマタ・ベトナム・チェルノブイリ』(3)を上梓した。その当時から、子どもたちの非ガンの病気増加が持続しているのはなぜなのか、生体内での代謝反応の変化など、おぼろげながら自分たちでそのメカニズムについて考察してきた。直接事故に遭遇した子どもたち（チェルノブイリ・チルドレン）はもとより、事故のあとに受胎して生を享けた子どもたち（ポスト・チェルノブイリ世代＝未来世代）にその健康被害が広がっていること、その要因には女性の生殖健康が侵されているのではないかと推察された。私の最も心配していたことであった。その健康異常がフクシマで繰り返されないためにも、私たちがリアルタイムで見てきたチェルノブイリで起きている事実、私たちが考察してきた放射線、とりわけ放射性セシウム１３７の体内蓄積の影響について、急いでまとめなければならないと痛感したのである。

私たちは「女性ネットワーク」の研究活動の一環として現地研究者らと意見を交換しながら、この二五年の子どもたちの健康状態の変遷を追い続け、子どもたちへの放射線の健康影響に関するひとつの「仮説」を立てるに至った。二〇一一年一〇月には、モスクワで旧ソ連三国の医学者・研究者を中心に開かれた国際会議「チェルノブイリ二五周年、小児に及ぼす放射線の医学・生物学的影響」（この会議の内容は翻訳発刊予定）に招かれ、幸いにもその仮説を発表する機会を与えられた。私自身は体調が許さずモスクワ行きを断念せざるを得なかったが、吉田由布子、二神淑子、リュドミラ・サァキャンが参加し、吉田が代表で報告した。私たちの報告には専門家からも支持や評価を得ることができた。たとえば、報告後の質疑で、ロシア科学アカデミー生化学・物理学研究所のユージン・ネイファフ教授は「あなた方の考えを支持します、私の研究結果から見ても」とすぐに支持を表明してくださった。さらに、ロシア科学アカデミー放射線生物学科学評議会の議長であるエレーナ・ブルラコーワ教授からは、私たちのインタビューに対して「あなた方の研究は見通しのあるものだと思います。今後やってゆかなければならない研究の方向を示すものであり、それに注意を向けてくれたことは大変よかった」と評価していただいた。

私たちはこの国際会議の場で、フクシマにおける問題点も同時に報告した。参加した研究者らから、日本の子どもたちのために協力の申し出を受けたことを申し添えたい。

この、「背中を押されて」まとめた本書は、四章構成となっている。

I章は自分史的側面も含んでいるが、その歴史が、生態系汚染の中で生を享ける「未来世代」の健康研究に入った私の、「いのちの科学」とも呼ぶべき科学観を形づくっている。被曝後のF1（第一世代＝子）、F2（第二世代＝孫）を含め将来の子どもの健康研究にどのような視点で取り組むのか、私にとって、これから母親となる女性の生殖健康こそ大事なテーマとなった。それらを「女性の視点」という形で表現し、チェルノブイリの子ども研究をスタートさせたのである。私たちのこの研究の基本となる生命観、生殖健康、生態学的安全の捉え方については、既出論文の一部を本章に抜粋収録した。

Ⅱ章では、前述したように、二〇一一年一〇月二〇日、モスクワで開催された国際会議の場で私たちが発表した仮説「ポスト・チェルノブイリ世代の非ガン疾患増加に対する放射線影響」を中心に述べており、本書の中軸をなすものである。「女性ネットワーク」が経過を追って見てきたチェルノブイリの健康被害の臨床的実態と、さらに医学や放射線生物学などにおける近年の研究の進展を踏まえて立てた仮説である。この仮説が実証されるならば、フクシマ後の私たちが直面している低線量放射線の健康影響を、従来のガン中心の考え方から、より幅広く捉えることにつながるであろう。そしてそのことが、現在の世代から未来世代まで、子どもたちの健康を守るために資するものになってほしいと願っている。

Ⅲ章では、フクシマとも関連づけながらチェルノブイリ惨事とその惨事による影響を概観するが、とりわけ健康影響についての「安全神話」とも言える、いわゆる「公式の国際的見解」を私たちはずっと批判してきた。チェルノブイリの被災者の被曝状況は、一部の事故処理作業者を除けば、ほとんどが低線量の被曝であり、汚染地域では今も被曝が持続している。この低線量放射線の健康影響については、原子力を推進しようとする国際環境政治の影響が「科学」という衣をまとって、被曝を強いられた人々の前に立ちはだかっている。それを私たちは日本の「原子力ムラ」も含めた「国際原子力村」と呼ぶことにした。このグローバルな政治的背景についても詳しく考察している。

「仮説」そのものの組み立てを含めⅡ章とⅢ章の文章の責任は綿貫と吉田にあるが、「女性ネットワーク」を支えてくれた女性たちのサポートのもと、綿貫、吉田、二神、サァキャンがこの長期の研究活動の中心を担ってきたことから、Ⅱ章とⅢ章の共同執筆者として氏名を明記した。このような形にしたのは、原発と日本の未来に関する現実の重要な問題が生じたからであり、「仮説」の形ではあってもフクシマ後の子どもたちの健康を考える上で、現時点での「女性ネットワーク」の実証的な研究の結果を、時を失せず多くの人に伝えるべきであると感じたからである。私たちの研究の独自性は何といっても「女性の視点」であるが、吉田、二神、サァキャンによって、女性自身の眼でロシア語の医学文献や国際会議報告書を読み解いてきたことが、研究をより深め、問題の先取りを可能にしたと自負している。

Ⅳ章は、私自身の拠って立つ「生態学的倫理、世代間の共生」という哲学観について述べたものである。チェルノブイリ惨事の二五年の体験が私たちに明らかにしたように、生態系の放射能汚染を引き起こすような科学技術の選択のもとでは、未来世代との「共生」は成り立ち得ない。

三・一一を経て、あらためて脱原発の思想を紡ぐための、世代間の「共生」を価値とする社会、そしてその価値観にもとづいて科学を選択できる社会を、人生の晩年にあって、私はいっそう強く希求している。

二〇一一年一二月

編　者

＊「序」英文訳

FOREWORD

In early 2011, exactly a quarter century after the Chernobyl disaster in 1986, the Ukrainian government, with the support of IAEA (the International Atomic Energy Agency), WHO (the World Health Organization) and other UN agencies, and the cooperation of the governments of Belarus and Russia, was busily preparing an international science conference for the 25th anniversary (April 26) of that fateful event. However, it is surely no exaggeration to claim that the world history of nuclear power was completely changed on March 11 by the accident that occurred at the Fukushima Daiichi Nuclear Power Plant in Northeastern Japan. Eventually, three international conferences were held in the Ukrainian capital of Kiev on April 19 -22. A "Pledging Conference" to raise funds to construct a new shelter over the deteriorating "sarcophagus" that is currently covering the failed Chernobyl plant; the Kiev Nuclear Safety Summit, and finally the international scientific conference "Twenty-five years after the Chernobyl Disaster – Safety for the Future" (April 20-22), which we attended.

Even after my arrival in the old city of Kiev, five years after my last visit on the occasion of the 20th anniversary conference, I couldn't get the nuclear accident in Fukushima out of my mind. My heart went out to the people of Iitatemura, where the signal to evacuate had been delayed, despite the high radiation level. The release of radioactivity into the ecosystem is one of the most difficult problems we face today, and sets the warning bells ringing about "the future of mankind." It was with strong emotions I awaited the first morning of the conference. When future historians of science look back on the dramatic events in the quarter century that separates April 26 from March 11, I wonder how they will evaluate this international scientific conference held in Kiev in 2011.

I started writing this book three years ago, on March 5, 2008 (my 80th birthday). For the past couple of decades, I have traveled as a science writer all over the world to areas polluted by chemical waste, and studied the effects on the life and health of the "future generations" who were not yet born at the time of contamination. Information from Chernobyl was blocked for several years after the accident, but in 1990, a small group of seven scientists managed to get permission to visit the contaminated areas in the former Soviet Union. I was one of the members of that group. As I stood on the polluted ground and heard the voices of mothers worrying about the health of their children, I immediately got the idea to form a network of women. Word spread from woman to woman, and soon the "Chernobyl Health Survey and Health Care Support for the Victims - Japan Women's Network" (henceforth abbreviated to "Women's Network") was formed with over a hundred members. The aim was to provide urgently needed medical support and at the same time perform independent studies of children's health. This research has now continued for over 20 years, in collaboration with the network of mothers, doctors and researchers in the local area. And so, as I entered my 80s, I started to write a book to leisurely sum up my work from a history of science point of view. *From Chernobyl Studies towards a Nuclear-Free World* was the working title. However, the disaster at the Fukushima nuclear power plant had an impact on me beyond words, and I almost felt ashamed to be writing. This was not a time to sit down and take it easy.

When I first heard the news about the nuclear accident, the images overlapped in my mind with the shock of Chernobyl 25 years earlier. Although the name of the nuclear accident at Three Mile Island in the United States did pop up in the early reports from Fukushima, it was also emphasized how both the level of nuclear technology and the scale of the problem were different from the disaster in the old Soviet Union. But at my house the phone kept ringing and many of the calls were from old friends back from the days of Chernobyl. In particular one friend, who is a simultaneous translator, said "You must watch the reports in foreign media as well." "Why?" I asked. "Because while the Japanese media are saying that 'something terrible *might* happen,' abroad they are saying that 'something terrible *has* happened.' The verb is different." As we all know, a month later even the Japanese government was forced to admit that the accident was Level 7 on the International Nuclear Event Scale, the same level as Chernobyl.

After the impact of March 11, I decided to modify the contents of this book and rewrite it to include Fukushima. This time, it felt as if somebody was pushing me along from behind, and the editing process went very fast. Subconsciously, this "somebody" may have been the children of Fukushima, or even the children of the world. In the mid-1990s, a decade after the Chernobyl disaster, our Women's Network began to get very worried about the increase of various other diseases than cancer among the children from the contaminated areas. This alarming state of affairs was reported in a series of articles called *Children in Polluted Areas*,[1] which ran in the science magazine *Kagaku* (published by Iwanami Shoten) in 2003 – 2004, and was later compiled into the book *The "War" against Future Generations Has Already Begun – Minamata, Vietnam, Chernobyl* (Iwanami Shoten, 2005).[2] In our own vague way, we started inquiring into the mechanisms of why the incidence of non-cancer diseases among children kept increasing, and the changes in the metabolic reactions in their bodies. Since these health problems were spreading not only among the children who had been directly exposed to the accident (the so-called Chernobyl children) but also among children who had been conceived and come into this world long after the accident (the post-Chernobyl generations), we conjectured that an underlying cause was that the reproductive health of the women had been compromised. Precisely this had been my greatest fear. In order that this health hazard not be repeated in Fukushima, I strongly felt how urgent it was for us to report the facts of what we have witnessed in Chernobyl in real time, and our observations of the effect of radiation, particularly the accumulation of Cesium-137 in the body.

For 25 years, our Women's Network has followed the changes in the health conditions of children in the afflicted areas, while constantly exchanging opinions with local researchers. This has enabled us to propose an "hypothesis" about the effects of radiation on the health of children. In October 2011, we were invited to an international conference in Moscow mostly for medical scientists and researchers from the former Soviet republics, called "Twenty-five years after the Chernobyl disaster – Medical and biological consequences of radiation effects on children's health," where we finally had the chance to present our hypothesis. (The proceedings of this conference are about to be published.) Unfortunately, my own health did not allow me to travel to Moscow, but my co-writers Yuko Yoshida, Kiyoko Futagami and Ludmila Saakian attended, and the paper was presented by Ms. Yoshida. Our report received great support and praise from the experts. For example, during the Q&A session after the presentation, Professor Eugene Neyfakh of the Russian Science Academy Institute of Biochemical Physics immediately expressed his support, saying that our ideas agreed with their own research results as well. When we interviewed Professor Elena Burlakova, Head of the Russian Science Academy Scientific Council on Radiobiology, she also praised our work and said "your research shows great insight, and indicates the direction our own research must take. Thank you very much for turning your attention towards it." At the conference, we also reported on the problems of Fukushima, and I am happy to add that we received many offers from the participating experts to assist the children of Japan.

This book that I was "pushed" to compile is divided into four parts.

Part 1 contains aspects of my own personal history, but that history explains how I came to study the health of "future generations" born into polluted ecosystems, and the formation of my scientific views into what I would like to call a "science of life." When considering how to approach the study of the health of future children, including the first generation after exposure to radiation (F1) and the second generation (F2), the most important theme for me became the reproductive health of women, the mothers-to-be. The formulation of this "women's point of view" was the start of our research of the children of Chernobyl. This section also includes some extracts from previously published papers on our views of life, reproductive health and ecological safety based on that research.

Part II forms the core of this book and focuses on the hypothesis we presented at the international conference in Moscow on October 20, 2011 regarding "the radiation effects on the increase of non-cancer diseases in the post-Chernobyl generation," as described above. This hypothesis is based on the clinical reality we in the Women's Network have observed over the years of monitoring the health damages of Chernobyl, as well as recent advances in medicine, radiobiology and other fields. If our hypothesis is verified, it means that the way of thinking about the health effects we are facing after Fukushima due to low-dose radiation needs to expand from the current focus on cancer to a much wider approach. We also hope it will contribute to the protection of children's health, from the current generation to future generations.

Part III is an overview of the Chernobyl disaster and its repercussions, as well as its relation to Fukushima. Above all, we have constantly criticized the "official international view" of the health effects, or in other words, the "safety myth." In actual fact, aside from some of the emergency clean-up workers (so-called liquidators), almost all the radiation victims at Chernobyl suffer from exposure to low-dose radiation, and this exposure continues to this day in the contaminated areas. However, under the cloak of "science," international environmental and political interest groups that are promoting nuclear power are dismissing the health threats of low-dose radiation, right in the face of those who are forced to endure the exposure. In Japan, these interest groups are referred to as the "nuclear power village," but we prefer to talk about the "international nuclear power village." This global political background must also be taken into consideration.

The responsibility for the text of Part II and Part III, including the formulation of our hypothesis, lies with Watanuki and Yoshida, but as it was written with the support of the Women's Network and is based on many years of research activities by Watanuki, Yoshida, Futagami and Saakian, all four are listed as co-authors of Part II and Part III. We decided on doing it this way, since Japan is now facing extremely serious issues regarding the future of nuclear power and of the country itself. Although it may still be only a "hypothesis," when thinking about the health of the post-Fukushima children, we felt that there is no time to waste in spreading the results of the empirical studies by our Women's Network to as many people as possible. While our independent research has always been from "women's point of view," I am also proud to say that the ability of Yoshida, Futagami and Saakian to read medical literature and conference proceedings in Russian has enabled us to make our research much more profound and to anticipate many problems.

Part IV concerns my own philosophical stance of "ecological ethics and intergenerational symbiosis." Our experiences in the 25 years after the Chernobyl disaster have made it very clear that as long as we opt for the kind of science and technology that can pollute the ecosystem with radioactivity, "symbiosis" with future generations is impossible.

After March 11, and in the autumn of my years, my desire is stronger than ever to weave a new web of ideas of a society that values "symbiosis" between generations and enables scientific choices based on such values, towards a world free from nuclear power.

December, 2011

Reiko Watanuki,
Editor

放射能汚染が未来世代に及ぼすもの／目次

2 仮説 ポスト・チェルノブイリ世代の非ガン疾患増加に対する放射線影響 66
――エピジェネティクスの観点から

Ⅲ章　チェルノブイリ健康研究からフクシマを問う

放射能汚染が未来世代に及ぼすもの

「科学」を問い、脱原発の思想を紡ぐ

略号表

ABCC（原爆傷害委員会）
ARCH（チェルノブイリ健康研究アジェンダ）
FAO（国連食糧農業機関）
IAEA（国際原子力機関）
IARC（国際ガン研究機関）
ICRP（国際放射線防護委員会）
IPPNW（核戦争防止国際医師会議）
OCHA（国連人道問題調整事務所）
UNDP（国連開発計画）
UNEP（国連環境計画）
UNSCEAR（原子放射線の影響に関する国連科学委員会）
WHO（世界保健機関）

I 章

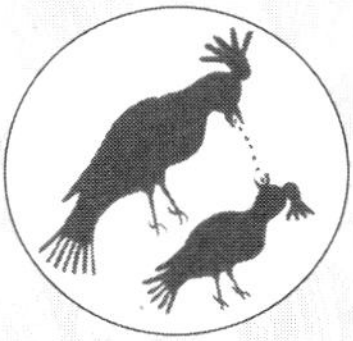

生命と健康
――「科学を問う」ということ

綿貫礼子

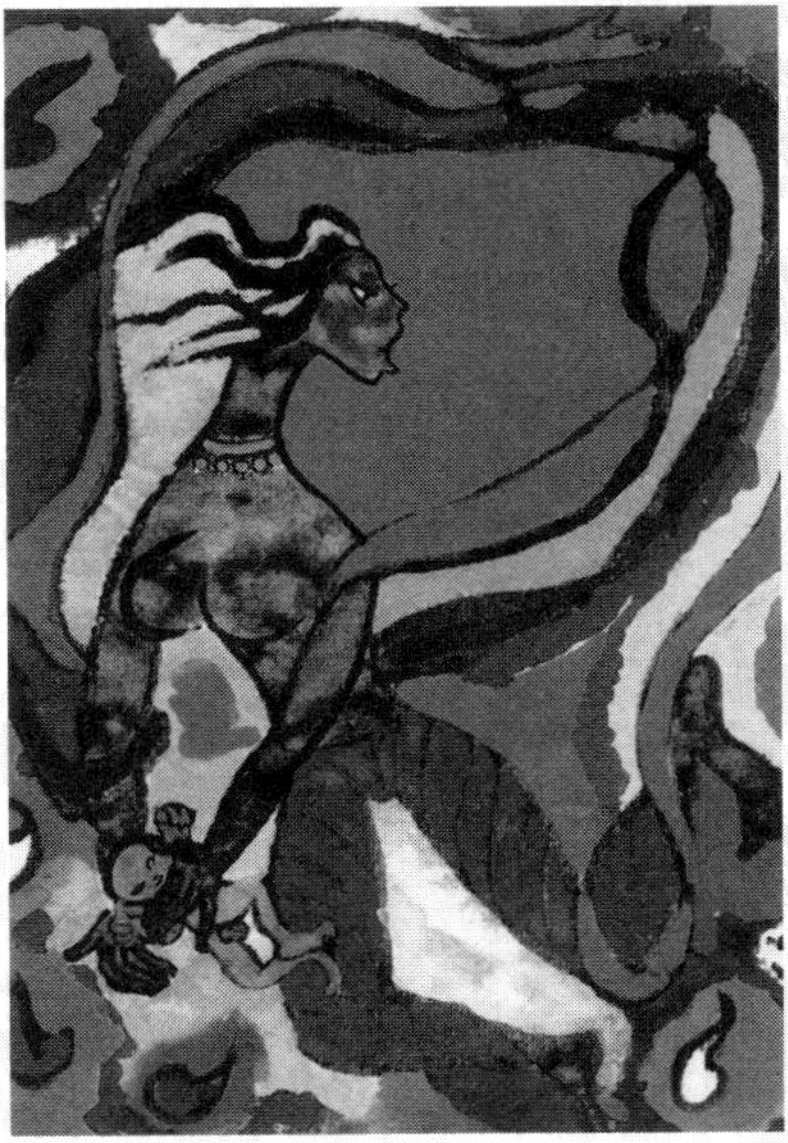

丸木俊「子供を抱えた飛天」（絵はがき「女たちから女たちへ」より）

一九四〇年代、第二次世界大戦中の核科学の研究は、原子核内部の連鎖反応から得られる巨大なエネルギーを利用して兵器の技術開発に向かった。この研究開発（マンハッタン計画）には、先駆的な優れた科学者らが参加したが、原爆投下の被爆惨状が明るみになるにつれ、科学者らのモラル、倫理問題が科学者自身の間からも浮上してきた。そのことは科学と科学者の関係を大きく変えることになった。つまり、社会にとっての科学のありようが初めて問い返されるようになったのである。科学の側も変らねばならないのだと。一方、社会の側から捉えれば、戦後から冷戦期にかけての核兵器開発競争、「平和利用」の名のもとでの原子力エネルギー技術の導入は、革命的とも言える科学技術の変化を国際社会にもたらすこととなった。そのことは科学者のみならず、私たち市民の従来の科学観や生命観を揺るがす契機となった。そのような中で私もまた、「人類にとって科学とは一体何なのか」との問いを続けることから学んでいったような気がする。

ここで身近に「私自身にとって科学とは何なのだろうか」と置き換えてみると、幼い頃はそれなりに未知への憧れの思いを科学に廻らしていたが、成人して仕事として科学（特に生化学）に関心を持ちはじめた頃に、偶然にも私にひとつの科学観をめぐる転機がやってきた。一九六二年当時、アメリカ滞在中に、文筆家で海洋生物学の研究家、レイチェル・カーソンによる『沈黙の春』(1)の連載を読みはじめたときのことだった。彼女のサイエンス・ライターとしての仕事から浮き彫りにされる「科学批判」に強く惹き込まれたのである。それは、今から考えると優れて〝おんな〟の視点からの生命論に基づく新鮮な問題提起であったのだが、裏返せば、科学技術至上主義的〝おとこ〟社会への痛烈な批判でもあった…。

それから十数年も経ってから、私は彼女の後追いをしてゆくかのように、科学の一分野である、生態学（エコロジー）を基盤とする仕事を続けるようになるのであった。サイエンス・ライターの仕事とは、通常、提起された科学上の研究に対して、専門家と非専門家の問いをつなぎ、その意味を解釈する役目と考えられがちだが、私は、より重要なのは〝ある社会の中で「科学」として提起されている研究結果が、その社会の中で如何にあるかを考察すること〟だと考えている。

この、私自身の科学に対する捉え方について、素朴な自分史的移り代わりを振り返ってみると、一九二八年生まれの私は、戦中、戦後、冷戦期さらに冷戦後の国際政治状況の変化によって、自分の科学観が大きく揺れ動いていることがわかる。本書がその基礎におく「チェルノブイリ原発惨事」二五年間（一九八六～二〇一一年）の実態調査研究を通して、私は今、あらためて「近代科学」に裏づけられた技術とされている〝核・原子力〟問題を熟考しようとしている。

1　自分史から――「科学を問う」ことを学ぶ

一九四五年一月、旧制女学校の五年生にあたる年齢（一六～一七歳）の頃、私は学徒動員の立場で旧満州国大連市の南満洲鉄道株式会社（通称「満鉄」、半官半民の国策会社）最大の科学研究機関「満鉄中央試験所」の物理研究室で働いていた。ある日軍服を着た科学者と称する将校たちが突然やってきて、この同じ研究室で仕事をするのだと言われた。室長はすでに納得しているのか、私たちに詳細を伝えることはしなかったが、以後、研究室の雰囲気は一変した。身震いするほどぞっとしたのを、いまだに記憶している。噂として、この施設は兵器開発を含めた軍事研究の最先端を突き走っていると聞いていたからである。私は当時軍国少女ではなかったし、戦争への疑問を持ちながらも、未来の夢として「科学」を学びたいと願っていたノンポリの若者であった。その単純にあこがれていた科学研究の中に戦争が直接食い込んでくる日常に、強い衝撃を受けたのである。それは、科学は常に軍事研究と結びついているのだという衝撃であった。

それから約半年後、敗戦を告げる天皇の言葉は私の住んでいた異国の地、大連市の街にも確かに伝えられたが、その後情報はほとんど得られず、三年後の一九四八年三月、引揚船で大連港から舞鶴港に帰国したとき、私は科学に関する二つ目の衝撃を受けることになった。舞鶴から父母のふるさと佐賀に向かう夜の鈍行列車の中で、私たちの世話をしてくれたボランティアの京都大学の医学生がこう私の耳元で語りかけたのである。「いま止まった駅が広島ですよ。この広島では、あの米軍機の投下した原子爆弾が炸裂して、〝放射能〟が飛び散り、多くの人たちが被爆して死んでいったのです。ここがその広島ですよ」。

私にとって初めて知らされた〝放射能〟は、生涯忘れ得ぬ科学用語となったが、その時点ではそれが将来自身の研究テーマのひとつとなるなど思いもよらないことであった。日本の植民地であった大連に育った一七歳の私は、日本の真実を伝えようとする医学生の熱意に感謝した。それから半世紀以上経った今日も、当時の衝撃を生々しく思い出す。

それから数年を経て、大学三年か四年の生化学の講義でいち速く紹介されたイギリスの女性医学者、アリス・スチュアート博士の最新の研究は、当時の医学界でも注目されたX線に関する新しい知見であった。同博士の研究視角の鋭さは、私を少なからず興奮させた。一九五〇年代にして早くもその視線が「胎児」に向けられたことに感動したのである。妊婦医療に関する彼女の警鐘は、一九五八年、次のような形で鳴らされた。

「母親が妊娠中に受けたレントゲン写真の枚数が増えるに応じて、小児ガン、白血病が増加する」(2)。

周知のことだが、それ以後今日まで、全世界でその警鐘は守られている。その後私は、幸いなことに、チェルノブイリ事故の影響に関して行われたアムステルダムでの国際会議（一九八七年）でスチュアート博士にインタビューする機会を得た。また、一九九一年に博士が原子力資料情報室（本書一八三頁注参照）などが主催した「国際プルトニウム会議」で来日された折には、チェルノブイリ原発事故問題を通して、博士との交流を重ねることとなった。(3)

一九五四年の三月には、世界の人々に核実験の恐怖を知らしめることになる南太平洋、ビキニ環礁での日本の漁船員たちの被曝事件が起こった（アメリカによるビキニ水爆実験）。この事件は核兵器の製造、実験、貯蓄の危険性をあらためて問うこととなり、国際政治を大きく揺り動かすこととなった。このとき、第五福竜丸の無線長であった久保山愛吉氏を死に至らしめ、船員らに著しい健康被害を与えた「死の灰」の正体を精密かつオリジナルな分析法で証明したのが、日本の地球化学者、猿橋勝子氏であった。(4) 広島・長崎の原爆被爆に次ぐ三回目の放射能によるこのビキニ事件が起きたのは私の大学卒業の年であり、科学を考える上で深く心に残る事件となった。後年、私がチェルノブイリ研究を始めたとき、猿橋氏が私の研究姿勢を応援してくれたことは非常に心強いことであった。

私はその後、一九六二年に夫の研究生活のため、プリンストン大学のあるアメリカ東部の小さな町で暮らしはじめた。偶然にもその頃、エコロジー時代の幕明けを飾ることとなったレイチェル・カーソンによる『沈黙の春』の連載が『ニューヨーク・タイムズ』紙上で始まったのである。当時すでにアメリカでは数多くの合成化学物質が日常的に使われ、自然環境を汚染していた。そのような方向へ向かう物質文明の「進歩」は、自然界のあらゆる生命の胎動を沈黙させ、もはや新たな生命の誕生さえ見られなくなる、そうした世界が近い将来到来するのではないかと、カーソンは鋭く指摘していた。この作品は「明日のための寓話」として書かれていたが、その内容はまさに科学上の「仮説」と言えるものであった。

この彼女の自然観は私自身の近代科学の捉え方に根源的な衝撃を与え続けた。カーソンの一九六〇年代におけるこの近代科学批判は、のちに私に、エコロジーとフェミニズムをつなぐひとつの思想に関心を向かわせることになった。私にとっては、旧来の医学に対する批判的捉え方として「生殖健康」（リプロダクティブ・ヘルス、後述）に注目したことが、一九九〇年代の半ばにアメリカの動物学者、シーア・コルボーンらによる『奪われし未来』[5]で提起された環境ホルモンへの研究に向かわせていったのである。

一九七二年の六月には、初の国連人間環境会議（ストックホルム会議）と同時に開かれた科学者フォーラムに参加する機会があった。「社会の中の科学」についての討論が侃侃諤諤となされた現場に同席し、私にとって〝目から鱗〟の思いを深くした。まだ「東西の壁」が厳然としてある時代のことであり、参加した科学者たちは西側の科学者が中心だった。

この冷戦期のある一日、イギリスのオープン・ユニバーシティの生物学者S・ローズ博士を訪ねる機会があり、生物化学戦争に関する『*NO Fire NO Thunder*』（邦題『生物化学戦争』）[6]から多くを学んだことは特筆したい。S・マーフィー、A・ヘイ、S・ローズの共著者らはイギリスにおける「反戦」「科学者の社会的責任」など科学者運動の中心にあった人たちである。

また同じ時期に私に衝撃をもたらしたのは、日本の近代科学批判をリードした科学史家、廣重徹教授の一九六九年の論文「問い直される科学の意味」[7]だった。廣重は、日本の科学界がすでに体制化されていると、鋭く批判の先駆けの役目を果たした論者であった。最近、廣重の科学思想が再考され、新しくまとめられている[8]。

一九七〇年代から一九八五年まで私は、国内はもとより世界各地の環境汚染地域の現地調査に出かけていた。水俣（チッソ企業の産業廃棄物による公害事件、汚染物質［以下同］はメチル水銀）、ベトナム（戦争による化学兵器被曝事件、ダイオキシン）、インド（農薬会社の毒ガス漏洩によるボパール事件、メチルイソシアネート）、アメリカ（化学合成会社の廃棄物投棄によるラヴカナル事件、ダイオキシン）、イタリア（化学工場爆発によるセベソ事件、ダイオキシン）などに主として関わっていた。戦争による惨禍であれ、産業由来の災害であれ、化学物質による生態系汚染の事例をつなげて捉えてみると、七〇年代、八〇年代の冷戦期における科学技術の暴走の状態が読み取れた。(9)

このような体験から、「科学を問うこと」を学びながら、先達の科学者、カーソン、スチュアート、猿橋らの研究を引き継ぐつもりで「生態系汚染と未来世代の健康・生命」の課題をテーマに選び、一九八六年からチェルノブイリ研究に関わることになったのである。

2　生命の視座

本節は一九八四年七月七日に京都で開かれたシンポジウム(10)「いま、現代の生命観を問う」を記録した小冊子（『ライフサイエンス』通巻一九四号）に誌上参加の形で依頼された論文からの抜粋である。この論文を書いた一九八四年といえば、チェルノブイリ事故が発生する二年前のことであり、〝「核」の時代にどのような生命観を築き上げるべきか〟について私の見解を求められたのであった。五人のシンポジストたち（生物学、医学、哲学、文化人類学の各分野の第一人者、岡田節人、中川米蔵、沢田允茂、佐野豊、青木保の各氏）の発言・討論の内容から「核・原子力」の問題が抜け落ちていたためであろう。

好むと好まざるとにかかわらず、今世紀［二〇世紀］後半以降の遺伝子工学の技術的進歩によって、人間の生命自体を操作したり、他の生物をかつて存在しないものに変えたりすることを可能とする時代に、私たちは立たされている。

このような先端技術に熱いまなざしを向けながら、二一世紀に向けた科学政策を掲げるわが国について、「DNA――遺伝子の本体――を焚いてコンピューターで走る」国だとさえ表現されている。しかもわが国は、諸外国と較べ、より多く、石油も焚き続け、ウランをも焚くことに熱中しているわけで、外部環境に吐き出される汚染物質と相まって、生命への人為的介入は、歯止めない深まりに向かっていると言えよう。

一方、超大国による核兵器戦争の激化の中で、「核」を凍結しなければ、地球はやがて暗黒の死相を呈する異常気象で凍りついてしまうという「核の冬」が予告されている。生命への脅威が、多様な側面から不可避的に顕在化しつつあるのは、最近の世界的傾向であり、このことは、今日の科学技術文明の抱える最大の人類史的課題である。

当然ながらこのような危機的状況には、グローバルな一大産業体制の巨大なパワーが、深く作動しているのは、言を俟たないことである。

そのような時代の背景にあって、今日ほど生命観が切迫した形で問われている時はない。生命への脅威の加速化といった事態に対し、その歯止めとなるのは、一人ひとりの生き方において、「生命」を如何に捉え、そのことを価値体系の中にどう組み込ませるかにあるだろうと。

「未来世代」から今日を読む

私たちの生活世界には、自身の世代のみならず、二一世紀に生まれ、生きようとする未来世代にとっても、その生命と生活の攻撃材料となり得る核兵器の保有という極北の現実がある。しかもその保有は、なおも拡大過程にあるのだから、まさにその行為は狂気と呼ぶにふさわしい。たとえ国際政治の上で近い未来に核凍結の取り決めが成立したとしても、核保有自体の恐怖から本来的に逃れることにはならない。その大量の兵器を捨てる場所も技術も持ち合わせないからである。

一方でその兵器と等しい殺戮材料は、日常的に原子力の「平和利用」という形で平然と生み出されている。いつでもどこでも、原発施設は、ありきたりの爆弾で核兵器化する。操業自体放射能放出の危険に加えて、このような状況を抱え込んでいるのも、狂気の名に値しよう。

しかし、前者の狂気には戦争準備の推進側を除くと誰もが苛立ちと恐怖の対象にするが、後者のそれにはなぜか寛大で、憂慮の外に置く人も数多い。

このような狂気は、常にあらゆる手段でカムフラージュされ、正気に置き換えられる。狂気の行為が容認される今日の文明の中に、それを正気に置き換えるようなシステムを包含しているからであろう。このことについてイギリスの科学史家、ジェロム・ラベッツはこう述べる。

「公衆が一般に公害に無知なのは、現象の本質を見通せないからというのではなくて、ある種の問題だけを特に無視しようとする（国家や科学の体制の中で行われる）社会的決定によるものである。〔中略〕われわれの科学技術体制は、昔、神学的権威が洗脳したり禁止したりする否定的手段でやったのと同じやり方で、公衆の公害に対する感度をつくっているのである[11]」。

このような体制の中で、ある種の問題、つまり未来世代の生命への影響という、じわじわと現れる問題こそ、最も無視し、消されやすいものであろう。「無知を社会的に構築すること」は今日的現象であり、「科学」は真理を保持するものだと一般に受け入れられているイデオロギーとは矛盾しながら、誰にも気づかれないので事態はより深刻である、ともラベッツは付け加える。人為物質による生態系の破壊が、グローバルな視点から注目されて久しいが、小手先の技術的解決にはいくばくかの成功を見たとしても、時間的視野を含む問題では、本来的に手つかずの状態である。ただ問題を先へ先へと延ばして取りつくろわれているのである。このようなことが可能なのもラベッツの指摘の通りであろう。

たとえば廃棄物の問題がある。核廃棄物は言うに及ばず、通常の化学工場から排出されるものにも、従来の毒物学や胎盤生理学の概念をはるかに超える毒性物質が含まれ、誕生前の胎児に、死や先天異常やガンなどを原因づけ得る知見が示されてきた。しかし今日の産業界では、利潤を生まない廃棄物に対して「安全」を主張するだけで、未来世代の生命への配慮は本来的に決して含まれない。そのことを充分に配慮するということは、そのような有害廃棄物を排出する生産活動が断念されるしかないのである。だから生産活動を続けるためには、未来世代の生命に対してそれと比べることのできない利点《メリット》（たとえば物質的豊かさといった）がはかりにかけられ、正当化が試みられる。その正当性の論理を有利に展開するために、予見を含む未来世代の生命への脅威といった負の問題は、常に過小に評価されたり、消されたりする。そのことに「科学」も動員される。

つまり、廃棄物問題に典型的に現れるのは、自然への強姦《レイプ》、未来世代へのレイプを仕掛ける断面図である。しかし生命の視座を欠く今日の社会では、そのことへの洞察に鈍い感度しか持ち合わせない。いかなるレイプの行為、人間↓自然生態系、現代世代↓未来世代、「北」↓「南」の人間、男↓女、いずれも反生命的文化の所産である。

この節では、未来世代の死をも平然と容認しながら、そのような犠牲を課すことによって、今日の世代が、物質的「豊かさ」の甘い汁を吸い得ている、ということが言いたかったのである。そしてそれが、生命の文化とはほど遠いものであるのは、当然である。

見てきたように、私たちの「生命」を見る眼が、二一世紀の世代から、厳しく変革を迫られているわけだが、もはや、私たちの世代は、彼らに対して何の警告を発する資格さえないのではないか。逆に、私たちは、未来世代から、文化の中の「生命」のあるべき位置づけについて警告を投げかけられているのである。

たとえば、原爆の被災地「ヒロシマ・ナガサキ」で、有機水銀汚染の「ミナマタ」で、またダイオキシン汚染の「ベトナム」「セベソ」「ラヴカナル」で、生まれることができなかった胎児から、そして辛うじて死を免れた先天性異常児から、重いメッセージが発せられているにちがいない。その内容を深い意味で捉える必要があろう。アメリカの科学ジャーナリストで『胎児からの警告—危機に立つ生命環境』[12]の著者であるクリストファー・ノーウッドの言葉を借りれば、「生まれてくる子どもたちが身を犠牲にして絶えず危険信号を投げている」のだから。

当然ながら、未来世代の人たちは、生きることを可能にする自然と生活世界、そして生きるに値する文化が手渡されるのを期待しているはずである。もはや、その両方ともあやしい状況となっている。現実的には、巨大化する産業活動に、何らかの制限をかけることが要請されているのは、明らかである。その制限を生む行動の尺度、制限を求める意識の変革に対して、生命の視座から未来を読み取る深さが貴重なものとなろう。

だが、加速度を増しつつある生命の脅威に対して、はたして間に合うのだろうか、との危惧がある。あまり時間は残されていないだろうと、崖っぷち、ぎりぎりのところに立たされているとの危機感が、たぶん未来予見の力に鋭敏さを賦活する糧となろうことを信じたい。そして「未来が過去（現在を含めて）を定める」のだと生命の特性に心したいものである。

3　生態系汚染と生殖健康（リプロダクティブ・ヘルス）

3節および4節は、「生殖健康と環境ホルモン」と題する二〇〇一年の論文（『二〇世紀の定義　第七巻　生きること死ぬこと』岩波書店、二〇〇一、所収）から、私たちの仮説（本書Ⅱ章）のキーワードである「生殖健康」について述べた箇所を抜粋したものである[13]。ここでは主に化学物質による生殖健康への影響を述べているが、私たちはこれを放射性物質へと敷衍して捉えている。

生殖健康と環境ホルモン

二〇世紀の後半では、一九四〇年代の核兵器の開発、使用の時代から原子力エネルギーの平和利用へと技術革新が進められる一方、第二次世界大戦中の化学兵器開発の技術が基本となって、農薬をはじめ多種多様の人工化学物質が生み出されていった。

すでに人類は一〇万種の化学物質を合成し、さらに毎年一〇〇〇種のそれらを加えている。そのような科学技術依存の物質文明の半世紀を振り返ると、人々はたとえ「平和」と呼ばれるときであっても、戦時と見まがうような環境汚染によって、人工放射性物質や人工化学物質にさらされるリスクを背負ってきた。環境汚染による被曝の歴史は、人類にとって未曾有の体験で、その証として人工化学物質による母乳汚染は、この半世紀を象徴する現象である。

蓄積性、濃縮性の高い環境化学汚染物質によってひき起こされる健康問題は、一世代限りのことではなく、世代を超えて伝達される問題を含む。環境化学汚染物質のある種のものは、生体内に取り込まれると、あたかも生体内でつくられる自然のホルモン類似の作用をし、ホルモン受容体を妨害したり、あるいはその作用ルートを変えるなど、内分泌系を撹乱させ得る。その結果として生殖、免疫、脳神経の各系へさまざまな複合的悪影響を及ぼすことが一九九〇年代にはわかってきた。このような外因性の化学物質を「内分泌撹乱化学物質」（日本では通常「環境ホルモン」の用語を用いる）と呼び、世界的に重大な関心が持たれるようになった。この内分泌撹乱化学物質の問題は、一九九一年にアメリカの動物学者シーア・コルボーンを中心にウィスコンシン大学で第一回の会議（開催された地名を冠してウィングスプレッド会議と呼ばれる）が開かれたとき、初めて一七の分野にまたがる二一人の研究者によって内分泌撹乱の作用機序に関する数々の問題提起がなされた。野生生物の発達異常や、生殖（器官、行動、繁殖）異常は、環境化学汚染物質による可能性が高く、内分泌機能を破壊されたために起こっている。このような野生動物の結果はヒトの場合にも起こり、発達と生殖を撹乱されている可能性があると警鐘が鳴らされた。

コルボーンは共著者とともに一九九〇年代の『沈黙の春』となぞらえられる『奪われし未来』(14)

を著し、社会問題として大きな反響を呼ぶこととなった。日本ではこの訳書の刊行が一九九七年であったことから欧米の動きに遅れを取ったものの、一般の認識を高め、環境行政の指針としても重視されることとなった。

カーソンの時代にも、農薬のひとつＤＤＴがホルモン作用のように働くため、野生生物の生殖異常が捉えられてはいたが、コルボーンはさらに大きな枠組みの中で多様な化学物質群がホルモン作用による体内の化学伝達網を妨害し、撹乱することで生殖健康を蝕むというメカニズムを解明してきた。

その見解は従来の化学物質の毒性概念をまったく変えるものである。発ガン性が従来最も懸念されていた化学物質の毒性とされていたが、今日ではさらに新たに深刻な健康問題が懸念されるようになったのである。たとえば生殖障害、性の未発達や生殖器欠陥、精子の異常や精子数の減少、免疫システムの抑制、脳の発達異常、異常行動、学習障害などが、ヒトがまだ胚の時期や胎児期に子宮内で化学物質の影響を受けた結果、起きるという問題である。

従来まったく未解明であった分野が、次の世代の生命や健康に影響を及ぼすのではないかと予見されるに至り、環境問題に関する新たな「仮説」として示されたのが環境ホルモン問題である。『奪われし未来』の中でコルボーンの思想が浮き彫りにされているのは、彼女らの提起した「仮説」が、第一に、従来の健康概念の枠組みから落ちこぼれていた重大な問題を明るみに出したこと、つまり、子宮内で化学物質に曝されることにより、すべての生を享ける子どもが誕生前に、すでに健康上の潜在能力をいくらか失っているかもしれないとの捉え方にある。第二に、そのことがある地域的なことではなく、グローバルな形で自然生態系の中で進行しており、人類の体験しなかった生殖健康異常をすでにいくらか重ねているという指摘であり、第三に、そのような新しく判明したことを踏まえて私たちが現代の物質文明を捉え返すならば、具体的に予防原則に立って、直ちに生き方を変えねばならない、と警告していることである。

そこには、たとえ「仮説」として環境ホルモン問題が提起されたとしても、その不確実性ゆえに科学者として〝見守る〟だけでは時を失してしまう、という生命に対する深い洞察が示されている。一九九一年の最初のウィングスプレッド宣言を二一人の科学者の名で出したところにも、コルボーンの先見性が見て取れる。この環境ホルモン仮説をめぐって、ある類いの今日的な新しい科学者運動がアメリカからヨーロッパへ、そして日本にも伝えられ、一九九〇年代に広く展開されていたと見なせよう。すでにアメリカ科学アカデミーもこの仮説に評価を与えていることを記しておく。

4 「生態学的安全」を問う

「生態学的安全」を問うには、まず生物としての人間は、生態学的にどのように位置づけられながら生きているのか、生き得るのか、を問うところから始めたい。

人間の生きる場、すなわち生態系では、生きとし生けるものすべてが「共に生き合って」おり、人間もその中に在り、けっして外側に在るのではない。こうした自然と人間の関係性を表すのに「共生」という言葉が使われる。その用語は、さらに人間と人間の関係性をも表し、より広義には、「平和」などとともに、その理念に基づくひとつの価値としても捉えることができよう。「共生」を本来的な生物学的表現で示せば次のようになろう。それぞれの生物は固有の生態学的地位を与えられながら、生態系全体の安定化に寄与している。系の物質循環は多様な生命活動の存在自体によって支えられており、その役目を担いつつ、それぞれの生物が系全体を構成しているのである。生物種が多様であればあるほど、補い合って生きることで豊かとなり、生態系は成熟した安定性を保つゆえに、生きる安全が保障されることになろう。

しかし、人間は生物の中で特異の存在で、独自の知能を異常に発達させ科学技術という大きな力を持つようになったことから、その生態系の破壊者としての人間活動を行ってきた。すでに言及したように、「共生」には人間と人間の関係性の中でも「共に生き合っている」ことが含まれる。

今日、「生態学的安全」を問う上で、最先端の重要なテーマとして突きつけられているのは、世代間の「共生」の問題であろう。それは、これから生を享ける世代（Unborn Generations）——未来世代——から、今を生きる現在世代に対して提出されている「いったい、未来世代の人権をどう考え、どのように生き合おうとしているのか」という強い疑義である。

「ヒロシマ・ナガサキ」以後、本格的な原子力時代に入ってからは「人類の共滅」という表現で、生命の危機が問われてきた。しかしここで「人類」と表現したときには、当然ながら未来世代の生命問題をも射程に入れてはいるが、共滅のシナリオがしかと意識されているわけではない。生態系破壊のもたらす滅びの道はじわじわという歩みであり、極限の事態として誰しもが想定する核兵器使用の場合とは異なる。時間をかけて起こることが予想される共滅のシナリオには、世代間における倫理に反する行為が含まれることになる。たとえばあるレベルの毒物汚染において、遺伝毒性、発ガン性、催奇性、胎児毒性を含むような物質の場合には、成人よりも幼い子ども、胎児、受精卵の方が一〇倍も一〇〇倍もシビアな形で被曝の影響を受ける。それゆえに共滅のシナリオには、未来世代の生死に関わる影響が現在世代より先がけて起こるかもしれない。放射線被曝のような「文明の負荷」を重ねるということは、そういった形で未来世代に対してより強く生命の危険を与えているのである。たとえば、国際的に著名な放射線遺伝学者、野村大成氏の研究によれば、X線照射による動物実験の結果、親の生殖細胞の被曝が原因で、その子や孫の世代の誕生前の死が胎児や受精卵の段階で起こり得ることさえ予見されている。(15)（綿貫礼子「『生態学的安全』を問う」臼井久和・綿貫礼子編『地球環境と安全保障』有信堂高文社、一九九三）

『二〇世紀の定義』というシリーズ（岩波書店）の中で「生きること、死ぬこと」がひとつの巻の表題として取り上げられたのは、主に医療の先進性あるいは生命科学の進歩による生殖技術の適用などに注目してのことであろう。そこに新たに生命倫理の問題が浮上してきたからにほかならない。

しかし、二〇世紀後半において、私たちに突きつけられているのはそのような生命倫理だけに留まらない。その範ちゅうを超えたところにもある。それを生態学的《エコロジカル》倫理と呼ぶことができる。私たちがいかなる科学技術を選択したかによって、合成化学物質による汚染が次の世代の生命や健康に如何なる重大な影響をもたらし得るかがわかってきた。すでにカーソンからコルボーンへと生態学上の理解が深まり、この三〇年間にはヒトの細胞内の作用機序が証明された領域も多々ある。母親の体内の負荷物質は自然環境を介して取り込んだものだが、胎児はその子宮内で化学物質に曝露し、さまざまな影響を受け、時には誕生すべき胎児がそのために誕生できず死亡することも起こり得る。

生態系の変化は、私たち世代だけでなく将来生まれる可能性のあるヒトを含めあらゆる生物の生命にも影響を与えるのである。その生存を支える生態系に対して重大な責務を負っているのが私たち世代である。世代間の倫理に基づいて私たち世代の生き方が問われねばならない。

従来の倫理は、同じ世代の人間と人間の間の倫理、つまり共時的倫理を考えていればよかったのだが、今日では同じ時に生きていない人間同士の間の倫理、つまり通時的倫理が大事なこととして問い返されねばならない。

そうであるなら、私たちは今日の科学技術社会をどのようにイメージして変革すれば現在世代と未来世代との抑圧的な関係を改め得ることになるだろうか。

私たちが希求する社会の未来像は、一語で表現するなら「自然や未来世代の生命を破壊しない」方向へと向かう社会であろう。決して逆の方向であってはならない。「生命とその多様性を高めることを社会の〝真の豊かさ〟とみなす」社会がイメージされる。そうしなければ、私たち世代と未来世代との抑圧的な関係は修復し得ないであろう。

この倫理観は、本書Ⅳ章につながる課題である。

Ⅱ 章

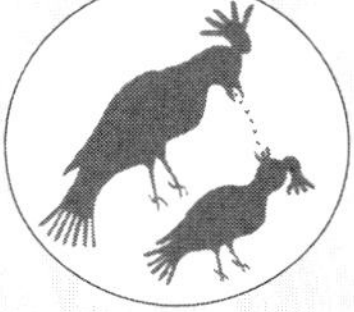

放射能汚染が未来世代に及ぼすもの

綿貫礼子

吉田由布子

二神淑子

リュドミラ・サァキャン

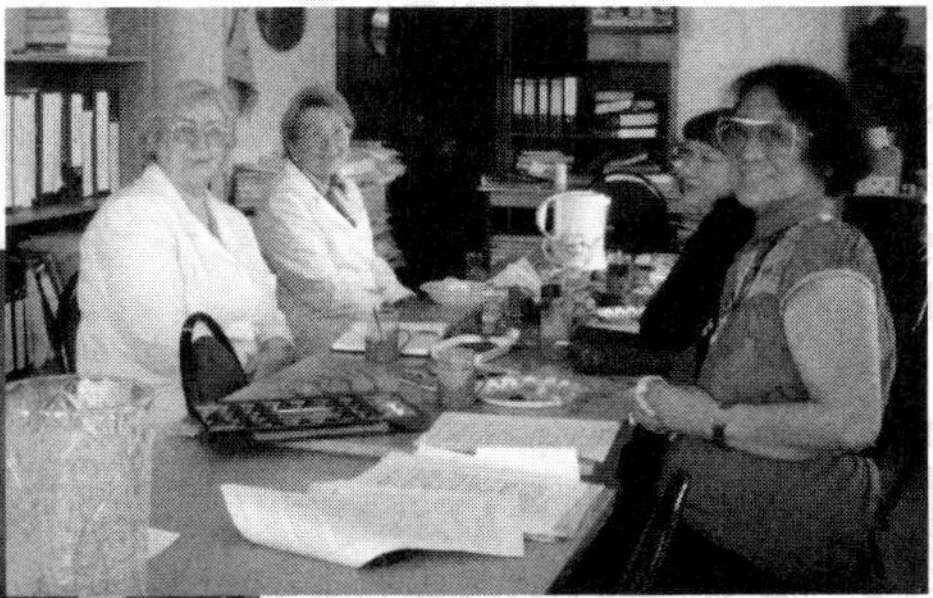

▲左からバーレバ、シピャーギナ両教授とサァキャン、綿貫（ロシア小児放射能防護センター、2008年）

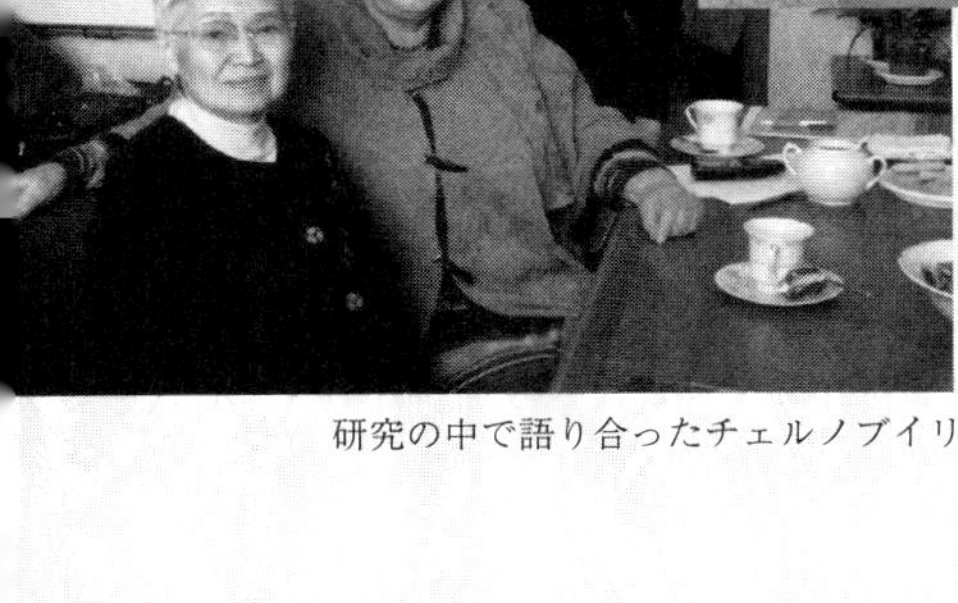

◀ブルラコーワ教授と二神（左）、吉田（ロシア科学アカデミー生化学物理研究所）

研究の中で語り合ったチェルノブイリの女性科学者たち

Ⅱ章では、チェルノブイリ事故で被曝した女性の生殖健康とその人々の子ども（ポスト・チェルノブイリ世代＝未来世代）に対する、放射線の健康影響について、私たち「女性ネットワーク」による長期研究の結果から導き出した未来世代の健康に関する「仮説」を紹介する。本書の序で述べたように、私たちは二〇一一年一〇月にモスクワで開催された国際会議でこの仮説を報告し、ロシアの放射線専門家からも支持を得、とりわけ「今後必要なチェルノブイリ研究の新たな方向性を示すものである」といった評価を得られたことを嬉しく思っている。

私たちの提起した「仮説」は、動物実験をするように初めから何かしらの推察や予見があって組み立てたわけではない。手探りの調査から始まり、平行して研究していた化学物質の生態系汚染による健康被害との比較により自分たちの研究視角を広げ、放射線の生物影響における新たな知見を加味し、チェルノブイリの健康被害に関する国際的な英語論文のみならずロシア語文献を自分たちなりに読み解きながら二十数年の考察を経てたどり着いた、二〇一一年段階での論考である。まずその経過を追うことで、私たちの研究の変化の軌跡と、その背景となる世界的な科学研究の進展について述べてゆきたい。五つの区分（1）一九八六年から、（2）一九九〇年代半ば以降、（3）

二一世紀に入る頃から、(4)ヒトの健康影響についての新しい知見や概念の展開期、(5)二〇〇三年以降）に即して取り上げる。

なお、Ⅱ章とⅢ章については「女性ネットワーク」の活動の成果であるので、主に研究活動を担ってきた綿貫、吉田、二神、サァキャンの共同執筆とした。

1　チェルノブイリの未来世代に何が起ころうとしているのか

——手探りの調査から「仮説」までの研究アプローチ

(1)　一九八六年から（研究の初期）——何もかも手探りから始まった

私（綿貫）はチェルノブイリ事故の報道に衝撃を受け、直後からサイエンス・ライターとして調査を開始した。しかし事故から三年ほどはソ連邦による情報隠蔽のため、汚染地住民の健康状態についての情報を得る道はほとんど閉ざされていた。一九九〇年に初めて現地を訪れた直後、私は多くの女性の支えのもとに「女性ネットワーク」を設立し、本格的に調査を開始した。現地訪問は「女性ネットワーク調査団」と位置づけ、ロシア、ベラルーシ、ウクライナ三カ国の産婦人科、小児科、遺伝学研究所を中心に訪れ、専門家との討論、そして女性たち（多くは病気の子の母親）との意見交換を重視した。チェルノブイリ後、ソ連で芽生えはじめたばかりのNGOの医学スタッフであったロシアの産婦人科医マルガリータ・ミハイレンコ氏と意気投合し、マイクロバスをチャーターして調査に出発した。初期の訪問先の選択は、彼女らのネットワーク（人脈）に助けられた。だが現地調査を始めたときには、私たち「女性の視点」の研究方法を確と持っていたわけではない。問題は「子どもたちに何が起こっているか。これから何が起ころうとしているのか」であったが、調査研究の目標は〝未来世代の健康問題〟に置いた。しかし、汚染の広がりの大きさ、被曝住民の規模、低線量の外部・内部被曝が長期に持続するという、未曾有の原発惨事のもたらしたものに圧倒され、容易に現実を理解できなかった。特に初期は、漠然とした現地の研究報告をそのまま受け取る以外に方法を見つけ出せなかった。「子どもの健康状態」の報告であっても、それが事故時に子どもであったのか、胎児であったのか、あるいはその後に受胎して生まれた子どもなのか、その区別も判然としないものが多かった。

そうした研究報告が、ソ連流のやり方（事故の情報隠し、被曝の過小評価）に由来する全体主義の「体制化された科学」によるものと当時は理解し、苛立ちを増していた。しかし一方でフクシマ後の日本政府の対応が示したように、民主主義国と言える「日本でもドイツでも、同様の情報隠しが行われる可能性は高いのだ。データの〝隠匿〟により、真実は決して示されず、データに手が加えられることすら起こる」と当時から感じてもいた。(1) とりわけ「未来世代」の不確かな問題が容易に切り捨てられるのを、私は欧米の化学物質汚染の地域でも見てきたからである。(2)(3)

(2) 一九九〇年代半ば以降（研究の二期）――発想の転換、化学物質による生体反応との比較

事故からほぼ一〇年が経った頃、被曝した子どもたちの間で小児甲状腺ガンが急増していることは誰の目にも明らかになっていた。一方で、甲状腺ガン以外の内分泌系の病気の増加や、免疫能の低下が見られ、身体の弱い子が増え、呼吸器や消化器の病気を発生しやすく、一旦発病すると治癒しにくいといった状況を医師や研究者から聞くようになった。しかしすでにソ連邦は崩壊し（一九九一年）、ロシア、ベラルーシ、ウクライナの専門家はそれぞれ独立してチェルノブイリの研究に当たることとなり、包括的な研究報告の入手はますます難しくなっていた。

その頃私たちは発想の転換を行った。たとえ微力な研究母体（NGO＝非政府組織）であろうとも、受動的に資料を受け取るだけでなく、自ら主体的な研究方法を定めて進めるべきであることを実感したのである。直ちにベラルーシの首都ミンスクで「ラウンド・テーブル」方式の討論会（ミンスク会議）を、科学アカデミー遺伝学細胞学研究所と女性NGO「希望」の協力により開催した（一九九八年）。ちょうど同時期、内分泌攪乱化学物質（環境ホルモン）の健康へのリスク評価として、生殖系への影響や機能的変化に注目し「ガン偏重主義を改めねばならない」（ウィングスプレッド宣言）[4]ことが強調されていた。と同時に、化学物質の毒性概念を根本的に見直さなければならなくなった現象として、「低用量効果」が提唱されていたのである。

化学物質の「低用量効果」と放射線の「低線量効果」

従来、化学物質の投与量と反応（毒性効果）の関係は直線的と考えられ、量を少なくすれば毒性も減少し、ある量より少なくなると毒性はなくなる（無作用量）と考えられていた。この量を「閾値」として、この一〇分の一もしくは一〇〇分の一の量をその物質の安全値と定めるようになっていた。ところが、この「安全値」よりもさらに数桁低い量で毒性が発揮され、ひとつのピークを表すという現象が実験で示されたのである。(5) 低用量で毒性効果が現れることから「低用量効果」と呼び、その効果の表れ方を示す曲線が低用量域でアルファベットのUの字を逆にしたような形になることから、「逆U字型現象」とも言われた。化学業界の側に立つ科学者との間で真偽をめぐる猛烈な論争が続いたが、二〇〇〇年末には、アメリカ国立環境健康科学研究所で開催された国際的な会合において、ある種の化学物質では確かにこうした現象が現れることが確認されたのである（図1）。奇しくもその「低用量効果」の描く曲線は、ロシアの放射線生物学者で、現在はロシア科学アカデミー放射線生物学科学評議会の議長を務めるエレーナ・ブルラコーワ教授が、低線量放射線の特異な影響の出方として説明した「逆U字型の低線量効果」*と同じであった。(6) 放射線でも非常に低い線量域で一旦反応のピークを示し、その後効果が減少したのち、ある領域を超えると再び反応が増加するという、非単調な線量と反応（効果）の曲線であった。

私たちが一九九二年にモスクワの生化学物理研究所でブルラコーワ教授に初めてインタビュー

図１　化学物質における毒物作用の二つのモデル

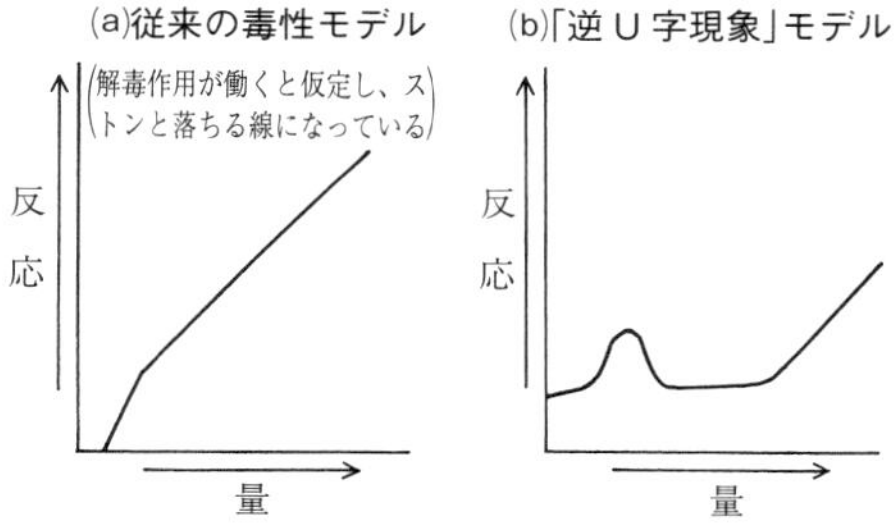

出典：森千里，2002『胎児の複合汚染―子宮内環境をどう守るか』中公新書，p.54.

した際、低線量での特異な現象の話を聞き、非常に驚いたことをはっきりと覚えている。前述した私たちの一九九八年ミンスク会議では、教授はさらに多くの実験結果から確信的にこの現象を提唱したのである。生体への損傷が始まる線量とその修復システムが作動を始める線量との間にギャップがあるため、修復が十分に機能しない最初の線量域では効果は大きくなる、と教授は説明している（次頁図２）。

のちに（二〇〇四年）、オーストラリアのフーカーらが、pKZというマウスの系統を使用した動物実験を行っている。X線を高線量（二グレイ＝二〇〇〇ミリグレイ）*から超低線量（〇・〇〇一ミリグレイ）まで全身に一回照射して、脾臓細胞

＊**低線量放射線**　UNSCEAR（原子放射線の影響に関する国連科学委員会）の定義では、累積総線量で二〇〇ミリグレイ（ほぼ二〇〇ミリシーベルトと同義）未満を低線量としているが、一〇〇ミリグレイ（一〇〇ミリシーベルト）未満とする見解もある。**グレイ**と**シーベルト**の単位については、次注「グレイ」の項を参照。

＊**グレイ**（Gy）　放射線が「もの」に当たったときにどのくらいのエネルギーを与えたかを表す単位。放射線が人体に当たった場合の影響の度合いは**シーベルト**（Sv）の単位で表す。

図2　放射線による損傷、修復、総合的な結果の概念モデル（a）、観察される線量と効果の関係（b）

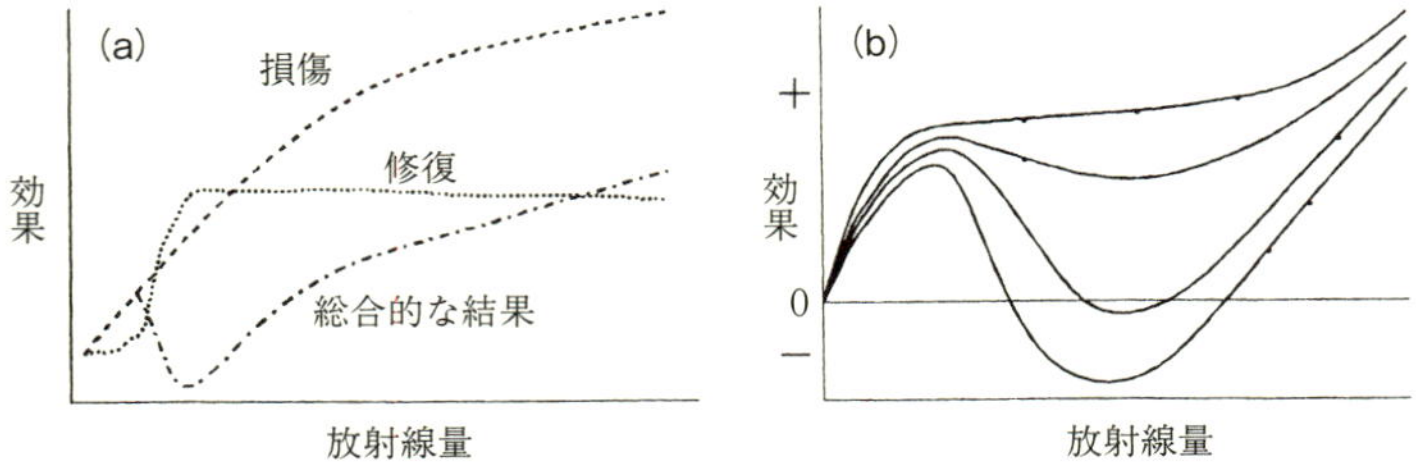

注：線量と効果の関係を示す線（b）は一様ではなく，いくつかのパターンがある．
出典：ブルラコーワ，E. ほか，1998「低レベル被曝の特殊性とリクビダートルへの影響」今中哲二編『チェルノブイリ事故による放射能災害　国際共同研究報告書』技術と人間，p.294.

の染色体異常（逆位という現象）頻度を観察した。二度の実験を行ったが、X線を照射していない対照グループの突然変異の頻度を一〇〇%とすると、図3のように、超低線量域で突然変異が増加し、低線量域では減少し、

図3　マウスへのX線全身照射による脾臓細胞染色体異常の結果

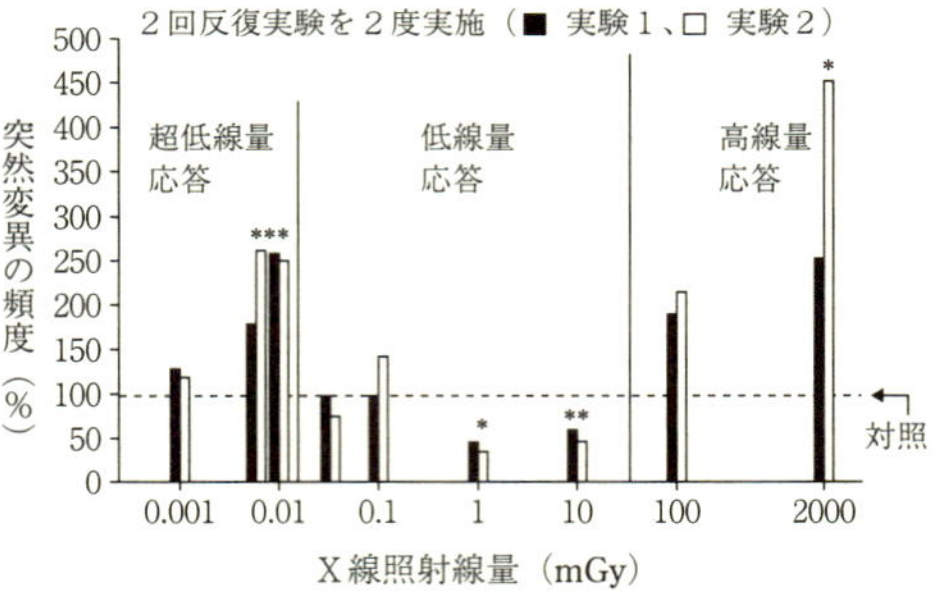

注：＊印は統計的に有意（mGy＝ミリグレイは，ほぼ mSv＝ミリシーベルトと考えてよい）．
出典：Hooker et al., 2004, *Radiation Research*, 162, p.447.

高線領域でまた増加するという逆U字型反応になることが、ここでも示された。

化学物質と放射線の複眼で考察する

私たちはこの一九九八年頃から、化学物質であれ放射線であれ、微量の外因性の毒性物質に対する生体の反応には類似性があるのではないかと思い、それらを複眼的に見て比較研究することの重要性を感じた。本書Ⅰ章３節「生態系汚染と生殖健康」で述べたように、子宮内でごく微量な内分泌攪乱化学物質に曝露することで、「生を享ける子どもが誕生前に、すでに健康上の潜在能力をいくらか失っているかもしれない」ということから考えても、チェルノブイリの汚染地域に住む女性の生殖健康と、長寿命（半減期三〇年）*で最も中心的な汚染物質である放射性セシウム１３７による内部被曝との関係が懸念された。

こうして、生体内の代謝の変化などを考察し、汚染地域の女性の生殖健康とその子どもの健康を、放射線と化学物質の両眼で比較考察するようになったことは私たちの研究のユニーク性のひとつであると考えている。その基礎となったのは、私（綿貫）がベトナムのダイオキシン研究を

＊半減期　放射性元素が崩壊によって半分に減るまでの時間。たとえば半減期三〇年のセシウム１３７なら三〇年で半分、次の三〇年でそのまた半分（四分の一）になる。

進めていた一九八〇年代初期、放射線と化学物質両面の継世代的健康影響（発ガンや先天異常など世代を超える影響）を研究されてきた大阪大学放射線遺伝学の野村大成教授（現、同大学招聘教授）と討論する機会を得たことが影響している。[7][8] チェルノブイリ以降は、私たちがベラルーシの科学アカデミー遺伝学細胞学研究所と大阪大学との共同研究を仲介するといった協力関係を通して、野村グループの最先端の研究報告を得てきたことも、私たちの研究を深める糧になっている。[9]

(3) 二一世紀に入る頃から（研究の三期）——生殖健康に関わるロシア語文献の調査に努める

従来、旧ソ連での小児の範囲は〇歳から一四歳であった。二一世紀を迎えた事故から一五周年の年（二〇〇一年）、〇～一四歳の子どもは、ほぼすべてが事故後に受胎して生まれた子ども（ポスト・チェルノブイリ世代＝未来世代）と言えるようになった。事故のとき子どもだった人々が親になる例も増えてきて、ポスト・チェルノブイリ世代は、直接被曝した子どもと異なる健康問題を抱えることが予想された。汚染地域で母親となる女性に放射性物質が蓄積していれば、次の世代は受胎から出生までの間に子宮内で放射線に曝露し、さらに生後も母乳を介して放射性物質が移行する可能性があった。

二〇〇〇年秋、再度ミンスクで開催した会議で、私たちは女性の生殖健康の問題と未来世代の健康との関連に注目することを、環境ホルモンの例を引いて強く提起した。[10] ロシアの小児放射能防護センターから参加した小児科医であるラリサ・バーレバ所長とナタリア・リチャック産婦人科医は、子どもたちの全般的な健康状態の悪化、内分泌―代謝系の変化、免疫系の弱化などとともに、汚染地域の女性たちの婦人科系疾患の増加について報告した。汚染地域の女性たちは、事故時に放射性ヨウ素131にも被曝している。思春期前および思春期にある少女たちに内分泌疾患を持つ患者が多く、それらの少女たちには生殖器疾患や月経機能の障害も見られていた。このことは将来母となる女性の「生殖健康」が弱化しているということであり、注視すべき実態であった。これ以降私たちは、女性の内分泌系、生殖系の変化に関わるロシア語の医学文献を積極的に集めるようにした。動物実験や野生生物に関する文献についても、さまざまな機能の変化や生殖に関係するものに注目していった。実際にはそうしたロシア語文献が容易に入手できるわけではなかったが、機を捉えては、そのように努めていった。[11]

そのような中で入手した二つの重要な資料がある。ひとつはロシアの女性科学アカデミシャン、M・フョードロヴァら編集の『放射能汚染地域における女性の生殖健康と子孫』[12]という研究報告書である。ミンスクでの会議後に前述のバーレバ博士から「あなたたちの視点に重なると思います」と渡されたものである。この研究の中心スタッフは産科婦人科研究所モスクワ州支部の研究者と医師であり、彼女らは放射線医学、生態医学、小児放射能防護の各センター、生物物理学、人類形態学（小児疾患の病理学的解剖学）、栄養学、外科学、免疫学、腫瘍学、放射線衛生学の各研究所など多様な分野の研究機関の協力を得て、汚染地域の女性とその子どもたちの健康状態について多角的に捉えようとしていた。報告書は事故から一一年目（一九九七年）にまとめられたものであり、スタッフの先見性がうかがえる。

二つ目は、ベラルーシ、ゴメリ医科大学のイリーナ・ヤゴヴディクによる、体内の放射性セシウム137の量と性ホルモンなど女性の生殖健康の変化に関する実証的研究である[13]（本書七三頁参照）。この研究は、まさに核心を突くものであった。この論文が私たちの「仮説」の基となり、その論考を発展させていくルートを見出すことにつながっていった。

こうして、英・日の論文のみならず、吉田、二神、サァキャンによるロシア語文献や会議報告の読み取りにより、「公式的な健康影響報告」への現地研究者らによる批判的研究を含めて（本書Ⅲ章）、チェルノブイリの被害の実態を私たち自身の眼で理解することができていった。そしてこのことにより、ロシア、ウクライナ、ベラルーシの研究者と深く討論することもでき、問題を先取りして理解することができていったと考えている。

(4) ヒトの健康影響についての新しい知見や概念の展開期

私たちが研究の方向性を転換していったちょうどその頃から、放射線や化学物質の生体への影響について、科学的に新しい知見や概念が登場してきた。内分泌攪乱化学物質の影響もその新しい視点に含まれるが、放射線分野では、低線量域での現象が注目されるようになった。また生殖と健康に関するパラダイムの転換とも呼ぶべき概念も提唱されてきた。こうした科学的な新展開は、ポスト・チェルノブイリ世代の健康状態を考える上で私たちにとって重要な視点となっていった。

図４　放射線による照射直後の突然変異と遅延型突然変異

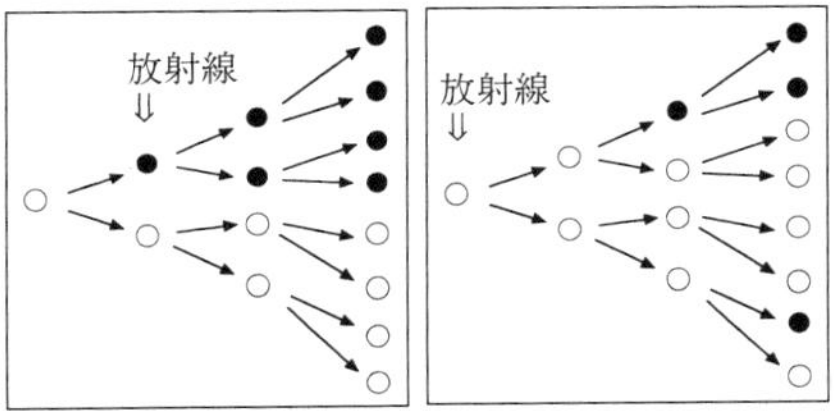

照射直後の突然変異　　遅延型突然変異

注：○印は正常細胞，●印は突然変異細胞．
出典：丹羽太貫，1998「放射線による遺伝的不安定性の誘導」池永満生ほか編『環境と健康Ⅱ』へるす出版，p.129.

a　低線量放射線による遺伝的不安定性——遅延型突然変異とバイスタンダー効果

放射線がひき起こす生物学的影響について、一九九〇年代半ばから新しい知見が登場してきた。低線量の放射線によって誘発される遺伝的不安定性（ゲノム不安定性とも言う）である。これは、放射線が遺伝子（ＤＮＡ）を損傷し、その傷が修復されないまま突然変異として固定する直接的な突然変異誘発機構とは異なり、間接的に突然変異を誘発する機構と言える。この遺伝的不安定性には、遅延型突然変異と非標的型突然変異があり、非標的型は「バイスタンダー効果」と呼ばれる。

図５　バイスタンダー効果

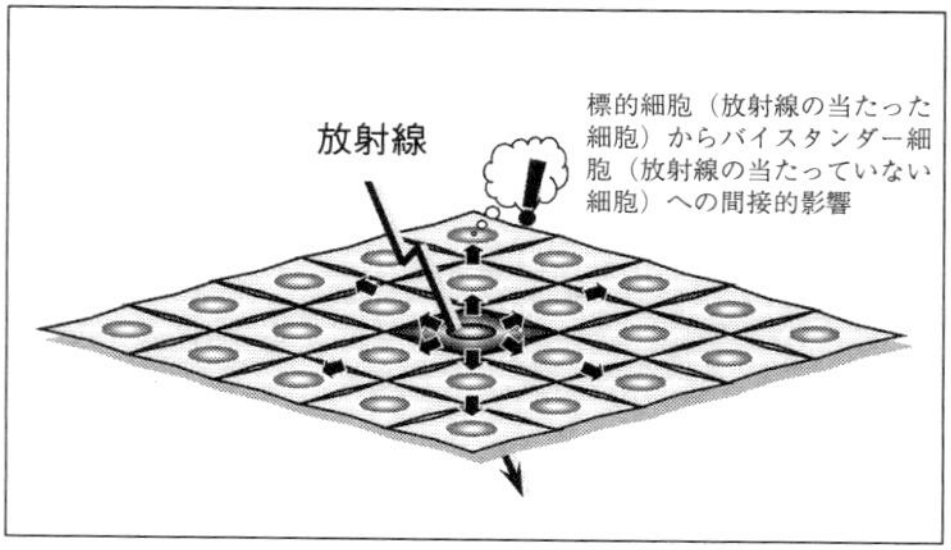

注：１つの四角い枠が１つの細胞. 中の丸が細胞の核を表している.
出典：松本英樹，2005『北陸地域アイソトープ研究会誌』第７号，p.37 より一部改変.

遅延型突然変異とは、放射線被曝によって生じた損傷が一旦修復され生き残った細胞集団でありながら、長期間を経たのち（時には何代もの分裂を経たのちの細胞で）突然変異頻度の上昇が生じるという現象で、遅延的に突然変異を誘発させ続けることがあり得る（図４）。

一方、バイスタンダー効果の「バイスタンダー」とは傍観者という意味で、放射線の標的となっていない、つまり「傍観者」であるにもかかわらず、標的細胞と隣接している細胞、あるいは離れている細胞においても突然変異が生じる現象である（図５）。このことは、放射線でＤＮＡが直接損傷を受けなくても突然変異や発ガンの原因になり得る可能性を示している。

特にこれらの遺伝的不安定性は低線量の放射線において示されており、高線量放射線とは異なった生体の機構が働いていると考えられている。[14] 前述のブルラコーワが示した「低線量放射線の特異的な影響」と言える現象が確認されてきたと考えてもいいだろう。この遺伝的不安定性の健康への影響については、従来の放射線研究と同様に発ガンとの関係を探るものが大半であるが、私たちはガン以外の病気についてもっと深く検討すべきであると考えている。

b　生殖と健康に関わる二一世紀の新しい概念
――エピジェネティクスと「胎児期起源の疾病と健康」

さらに、二〇世紀末頃から「エピジェネティクス」という新しい遺伝の概念も医学や生物学の分野で急速に発展してきた。「エピジェネティクス」という科学用語には適当な日本語訳がなく、ほとんどカタカナのままで使用されている。この用語を簡単に説明すると、〝遺伝子の構造（DNA配列、基本的な遺伝情報）を変えることなく、遺伝子発現（遺伝子の作用のオン／オフ）をコントロールする概念や作用〟と言ってもよいだろう。受胎後、胚や胎児の段階で適切な遺伝子が適切な時期に働くことによって、さまざまな組織・器官がつくられ、正しく機能するようになる。ところが何らかの原因（突然変異など）でDNAの配列といった遺伝情報そのものが変化すると、発生段階で異常が生じることがある。これまでは、放射線や遺伝毒性のある化学物質がこうした遺伝情報そのものを変化させ得る量が研究上注目されてきた。しかしエピジェネティクスは、DNAそのものの損傷とは無関係に、本来はその遺伝情報によって作用すべき遺伝子が作用しなかったり、とんでもないときに作用したりするという、遺伝子発現の攪乱が病気の発生に関係するのではないかということを問題にしているのである。この遺伝子発現の乱れと病気発生との関連については、今、世界的に研究が展開されている状況である。

これまで放射線被曝の危険性は、主にＤＮＡのらせん切断という直接的な損傷能力を問題にしてきたと言ってもよいだろう。放射線の当たった原子から電子を飛ばす電離作用による間接的損傷によって生じるフリーラジカルもＤＮＡを損傷させ得る。しかし放射線によってそのような損傷が発生したとしても、修復能力も存在するし、修復できないほど大きな損傷の場合には細胞死（アポトーシス）が引き起こされる。それは生体のひとつの防護機能であるとされる。損傷が修復されないまま細胞が存続していったときに、突然変異細胞の増殖が生じてガンにつながるのではないかと考えられてきた。しかし、そのような直接的なＤＮＡ損傷以外の問題が浮上してきているのである。

エピジェネティックな変化にはいくつかが挙げられるが、注目されているもののひとつにＤＮＡメチル化という現象がある。ＤＮＡメチル化とはＤＮＡを構成する塩基の一部にメチル基が付加する現象で、正常な発生の間にも起きており、遺伝子の発現パターンを制御している大事な現象である。このメチル化が変化することで、遺伝子の発現パターンが変わってしまう事態が生じることになる。放射線によってＤＮＡのメチル化が変化し得ることは確認されている事実である。また、内分泌攪乱化学物質が生体内のホルモンレセプターに接合して遺伝子発現（ホルモン分泌のオン／オフ）を攪乱するという現象も、エピジェネティックな現象のひとつと言える（図６）。

図６　内分泌攪乱化学物質（環境ホルモン）による遺伝子発現の攪乱作用

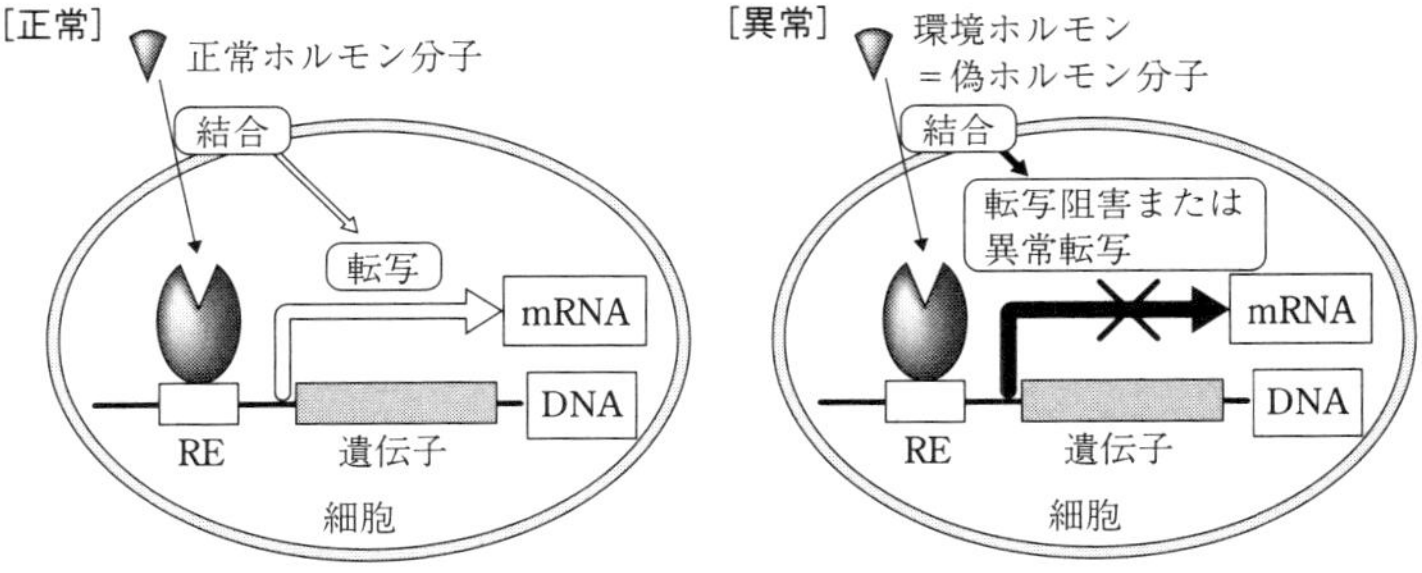

注：RE＝遺伝子の上流にある受容体・結合作用部位．mRNA（メッセンジャー RNA）＝細胞内でタンパク質をつくる部位に DNA の情報を伝える役目（メッセンジャー）をする RNA（リボ核酸）．DNA 情報が写し取られることを「転写」と呼ぶ．
出典：田代朋子・黒田洋一郎，2004「トキシコジェノミックスと新しい DNA マイクロアレイ」『科学』74（1），p.31.

一方、「胎児期に起源を発する健康と疾病（Developmental Origin of Health and Disease, DOHaD）」という概念も提唱されている。この考え方もエピジェネティクスに基づいていると言えるが、健康と疾病の素因は受精時から乳幼児期に決定されるという概念であり、疫学研究の分野から提唱され、二一世紀に入って非常に注目を浴びている。この説の基本は、胎児期・乳幼児期の遺伝子と環境要因との相互作用により遺伝子発現の制御に変化が生じ、出生以後の健康・疾病発症リスクを規定するというものである。[15]また、産婦人科医で日本内分泌攪乱化学物質学会副会長の堤治氏は、胎児期の化学物質曝露の影響を探る「環境生殖学[16]」を提唱している。私たちは、このエピジェネティックな変化がポスト・チェルノブイリ世代のガン以外の病気の発生に大きく関与しているのではないかと考えるようになった。

(5) 二〇〇三年以降——国際会議で提起してきたこと

私たちは子どもの健康問題についての自分たちの考え、特に「内分泌攪乱作用」(エピジェネティック現象)の視点を、チェルノブイリ現地の研究者たちとより深く討論できるようになった。またそれに伴って国際会議への参加を促されたり、招待を受けるようになった。

二〇〇三年、OCHA(国連人道問題調整事務所)、WHO(世界保健機関)、UNDP(国連開発計画)、ウクライナNGO「チェルノブイリの医師」協会が中心になり、チェルノブイリ事故の影響の中で子どもの健康だけに問題を絞った国際会議、「チェルノブイリの子どもたち」がキエフで開催された。私たちはその会議に出席し、研究報告を行った。その中で、今後のチェルノブイリ子ども研究への要望として、特に次の研究の推進を訴えた。

長寿命核種である放射性セシウム137に関して、①最優先課題として子宮内被曝問題の研究、②他の環境汚染地域で行われている女性の生殖健康研究(たとえばイタリアのダイオキシン汚染によるセベソ女性健康研究)との比較研究、③一〇代の女児および思春期から成人までの女性に対する婦人科の検診を含めた健康チェックシステムの充実とその研究、である。

二〇〇六年はチェルノブイリ事故二〇周年の年であり、ロシア、ベラルーシ、ウクライナでそれぞれ国際会議が開催され、私たちは三カ国の会議に参加した。キエフ(ウクライナ)では、同時期に三つの国際会議が催された。すなわち、IAEAが中心になって開かれた二〇周年会議、カテリーナ・ユーシェンコ大統領夫人（当時）がファンドをつくって開いたフォーラム“Rebirth, Renewal and Human Development”、さらにグリーンピースなどヨーロッパとウクライナのＮＧＯが中心になった会議という、三つの国際会議であった。私たちは大統領夫人の招待で上述のフォーラムに参加し、「発展、惨事、人類の未来」という、哲学者も交えたセクションで「生態学的倫理と未来世代」と題した発表を行った。この報告は本書Ⅳ章の内容と重なるので後述するが、私たちの「脱原発の思想」を伝えることのできた機会となった。

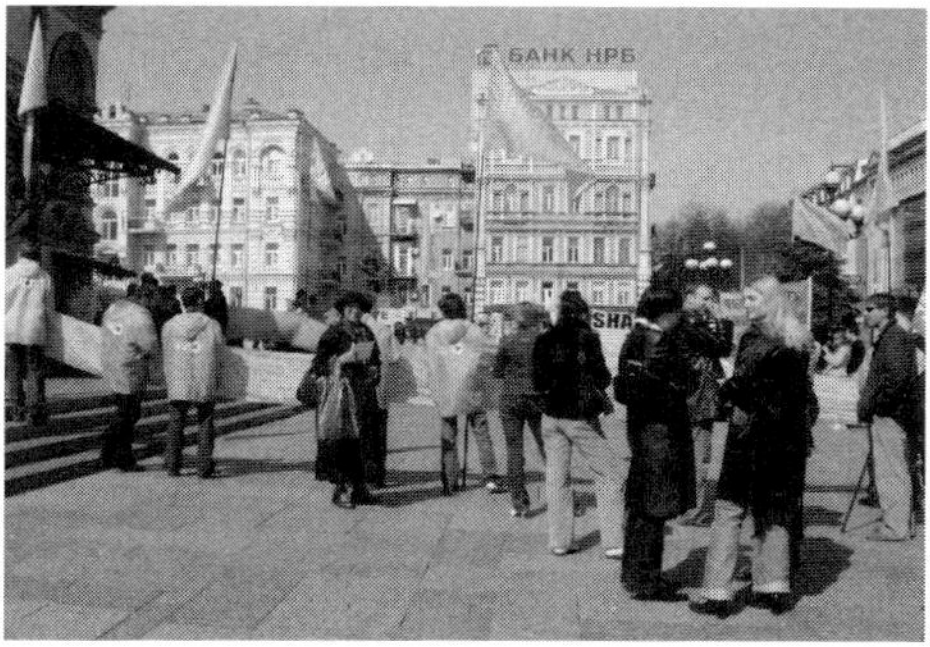

キエフの国際会議場前で原発操業開始に抗議し、脱原発を訴える市民デモ（2006年４月、中央が綿貫）。

しかしウクライナでの二〇周年会議はその三つでは終わらず、ほぼ一カ月後には上述のＩＡＥＡ中心の会議に対抗する形で、ウクライナ保健省と「チェルノブイリの医師」協会の主催による会議も開かれた（本書一四〇頁参照）。私たちは再度キエフに飛び、ポスト・チェルノブイリ世代の健康について、その時点での私たちの研究成果を発表した。

そして二〇一一年一〇月のモスクワ報告で、明快な形でポスト・チェルノブイリ世代の健康に関する私たちの仮説を伝えることができたと考えている。次節でその仮説の内容を、会議での発表に沿って少し詳しく紹介する。

2　仮説　ポスト・チェルノブイリ世代の非ガン疾患増加に対する放射線影響
――エピジェネティクスの観点から

ポスト・チェルノブイリ世代の健康問題を追跡調査

チェルノブイリでの「汚染地域」とは、放射性セシウム137の汚染濃度が一平方メートル当たり三万七〇〇〇ベクレル*以上の地域を指す（表1）。事故で被曝した人々は、大きくは三つのカテゴリーに分かれている。①立ち入り禁止地区や高汚染地区から避難した人（約四〇万人）、②事故処理作業者（六〇〜八〇万人と言われる）、そして③事故で汚染された地域に住んでいる人たちである（表2）。この第三カテゴリーに属する汚染地域住民の数は、ロシア、ベラルーシ、ウクライナを合わせると六〇〇万人以上と言われており、その割合は圧倒的である。被曝した人の子どもについての健康調査は、①高汚染地域から避難した人たちの子ども、②事故処理作業者の子ども、③事故のとき胎児であった子ども、そして④汚染地域住民の子どもという、大まかな四つのグループに分けられて、今も医学的観察が続けられている。私たちの研究は、この圧倒的多

＊ベクレル（Bq）　放射性物質が放射線を出す能力を表す単位。

表１　チェルノブイリ汚染地域の定義

（Bq ＝ベクレル，mSv ＝ミリシーベルト）

セシウム137 汚染濃度 (Bq/㎡)	汚染地域の定義（%は国土に対する全汚染地面積）			年間推定 被曝線量* (mSv)
	ベラルーシ 2001年制定 (23%)	ロシア 1992年制定 (1.5%)	ウクライナ 2001年制定 (７～10%)	
37,000～ 185,000未満	放射線の定期的監視地域	社会経済的特典を受けられる地域	放射線高度監視地域	＞0.5
185,000～ 555,000未満	移住の権利を持つ地域	移住の権利を持つ地域（年間被曝線量１mSv 以上）	移住が保証されている地域	＞１
555,000～ 1,480,000未満	第２の移住地域	移住命令地域（セシウムが148万 Bq/㎡ 以上、または年間被曝線量5mSv 以上)。未満の場合は自由意思	義務的移住地域	＞５
1,480,000以上	優先的移住地域			－
30km 圏内	居住禁止地域	居住禁止地域	居住禁止地域	

注：推定被曝線量は，自然放射線以外のチェルノブイリ事故由来の値を指す.
出典：UNDP, UNICEF, 2002, *The Human Consequences of the Chernobyl Nuclear Accident – A Strategy for Recovery.*
　＊については National report of Ukraine, 2011.

表２　チェルノブイリにおけるカテゴリー別の被曝人数と推定全身被曝線量

カテゴリー	推定人数	推定全身被曝線量
事故現場に居合わせた原発職員・消防士	1,000～2,000人	1～20Sv
事故処理作業者	60～80万人	0.1～1Sv
30km 圏内からの事故直後の避難住民	約12万人	不明（平均30mSv との推定もある）
高汚染地域（555,000Bq/㎡以上）	25～30万人	平均50mSv 程度
それ以外の汚染地域（37,000Bq/㎡以上）	約600万人	平均10mSv 程度
合計	約697～722万人	

出典：今中哲二，2007「何が起きたのか」今中哲二編『チェルノブイリ原発事故の実相解明への多角的アプローチ―20年を機会とする事故被害のまとめ』京都大学原子炉実験所，p.13.

数である汚染地域に住み続ける人々から生を享けた子どもたち（ポスト・チェルノブイリ世代＝未来世代）の健康問題を追跡してきたものである。

チェルノブイリ原発事故で放出された放射性物質による一般住民への健康被害として国際機関（ＩＡＥＡやＷＨＯなど）が認めているのは、放射性ヨウ素１３１の影響としての小児甲状腺ガンの増加のみである。今も土壌汚染の最大の原因となっている長寿命の放射性セシウム１３７（半減期三〇年）の影響については、公式には認められていない。たとえば元広島放射線影響研究所（放影研）理事長で長崎大学名誉教授の長瀧重信氏はフクシマ後の二〇一一年九月、「一二万人のセシウム内部被曝の子供に健康被害はなかった」と題する『週刊新潮』二〇一一年九月一日号のインタビュー記事で、「一九八六年の事故から二五年が経った今、セシウムによる健康被害は未だに認められていません」と述べている。

(1) ポスト・チェルノブイリ世代――「健康でない子どもたち」の継続的増加

しかし実態はどうか。ポスト・チェルノブイリ世代の子どもたちの健康状態は悪化の一途をたどっていた。二〇〇三年にキエフで開かれた国際会議「チェルノブイリの子どもたち」の決議では、汚染地域に住む子どもたちの状況が次のように報告された。「子どもたちの発病率は総体的に増加しており、事実上あらゆる種類の病気の初期兆候の増加が観察されている。病気の分布も増大

図7　慢性疾患のある子どもと健康な子どもの割合（ウクライナ）

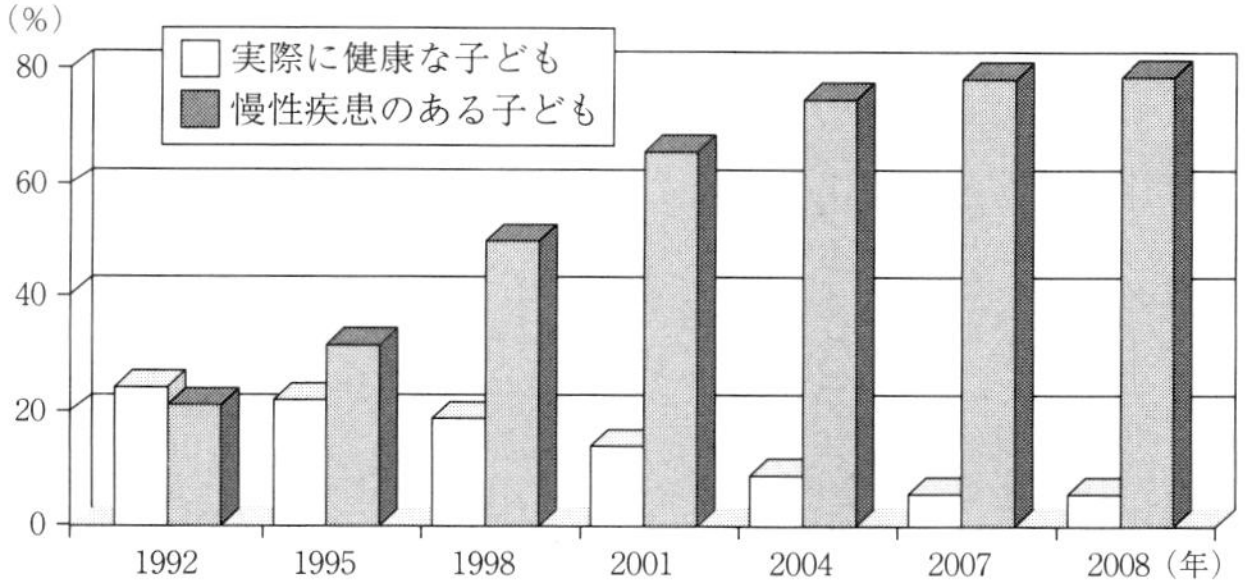

出典：Ministry of Ukraine of Emergency, 2011, *25 years after Chernobyl Accident Safety for the Future, National Report of Ukraine,* P.128.

しており、特に神経、精神、内分泌、胃腸、呼吸器、心臓・循環器系の病気が増加している」[17]（詳細は本書Ⅲ章3節(5)）。

チェルノブイリ二五周年に合わせて公表されたウクライナ政府緊急事態省編纂の二〇一一年版ウクライナ・ナショナルレポートには、被曝した人の子どもたちにおける健康状態の経時的変化が示されている。驚くべきことに、健康な子どもの割合は一九九二年の二四・一％から二〇〇八年には五・八％に減少し、慢性疾患のある子どもの割合は一九九二年の二一・一％から二〇〇八年には七八・二％に増加している。年を追うごとに健康でない子どもが増加しているという、信じられないほどの由々しき事態が生じている（図7）。一九九二年と比べ二〇〇九年には特定の分類の病気が急速に増加し、内分泌系は一一・六倍、骨筋系五・三倍、消化器系五・〇倍、精神・行動の異常、循環器系・泌尿器系の発病率はともに約四倍になったという[18]。

二〇一一年のモスクワ国際会議の資料によれば、ロシアの汚染地域、ブリャンスク州の子どもたちも同じような傾向を見せている（汚染地域については本書一一六頁の地図参照）。一九九五年に比べて二〇一〇年に増加した病気とその増加の比率は、骨筋系四・三倍、泌尿生殖器系四・二倍、新生物*三・四倍、内分泌系二・五倍、消化器系一・七倍となっている。[19] ベラルーシでは、汚染された六つの州の子どもたちの一次疾患*の発病率は二〇〇二年に比べ二〇〇九年には一・五倍となっている。[20]

原発事故から二五年という長い歳月が経ち、環境中にある半減期三〇年のセシウム137の放射線レベルはそれなりに減少しているはずである。それにもかかわらず、事故のときに直接被曝したわけではないポスト・チェルノブイリ世代の子どもたちの健康状態がこれほどの割合で悪化しているのはなぜなのか。私たちはまず、女性の生殖健康に対する放射線の影響に注目した。

(2) セシウム137汚染地域における、内部被曝による女性の生殖健康の悪化

a 生殖健康の悪化――臨床面から

私たちは、チェルノブイリ事故炉から放出された長寿命の放射性核種のうち特にセシウム137が女性の生殖健康にどのような影響を及ぼしているかに焦点を当てて調査を進めた。汚染地域の女性たちには、甲状腺機能障害、自己免疫疾患、免疫能の低下、生殖器の病気、月経・ホルモンバランスの乱れ、妊娠時の合併症などが増加していることが判明した。ロシア、ブ

リャンスク州の汚染地域クリンツィ地区（一平方メートル当たり一八万五〇〇〇～五五万五〇〇〇ベクレル）とノボジプコフ地区（同五五万五〇〇〇～一四八万ベクレル）において妊婦の健康状態が調査された。調査時期は一九八九～九一年である。両汚染地域を合わせ、一般的健康状態悪化の割合は事故前の一〇％から事故後は三八％に増加、甲状腺疾患発病率は四倍に増加した。ノボジプコフ地区では事故の前後で、自然流産の頻度が九・三％から一六・七％に、切迫流産の頻度が一四％から二六％に、早期破水が二倍以上にそれぞれ増加した。事故後の汚染地域では妊娠中の合併症は対照地域（非汚染地域）の一・五～三倍であった。(21)

二〇〇六年に発表されたロシア、ブリャンスク州の別の調査では、汚染地域での一八歳未満の八三五人と一八歳以上の成人女性一一七二人の生殖健康が調べられた。一〇～一二歳未満の少女の六〇％に外性器の炎症性疾患が認められた。それらは主として平凡な細菌による日和見感染であるが、低線量放射線への長期的な曝露が免疫系に負担を与え免疫欠乏状態となり感染症を起こしやすい状態が生じているものと考えられている。少女とティーンエイジャーでは月経障害（三〇％）、視床下部性症候群（一〇％）、卵巣嚢腫疾患（八％）、排卵障害（五％）、子宮内膜症（五％）

***新生物**　正常細胞より速く成長する異常組織。良性と悪性がある。
***二次疾患**　原疾患。原発的な疾病で、既往疾患や障害などと関係していないもの。二次疾患に結びつくこともある。

表3　土壌汚染レベルの違いによる、出産直後の女性の胎盤・母乳・尿中のセシウム量の比較

土壌汚染のレベル	クリンツィ地区（低汚染地域） 185,000〜555,000（Bq/m²）	ノボジプコフ地区（高汚染地域） 555,000〜1,480,000（Bq/m²）
胎盤（Bq／l）	6.09 ± 0.61	15.19 ± 2.17
出産直後母乳（Bq／l）	11.17 ± 1.81	13.14 ± 2.78
尿（Bq／l）	24.47 ± 2.04	28.26 ± 7.59

出典：Милованов АП, 1997, Морфофункциональные Особенности Плаценты, Под редакцией МВ.Федровой и др, *Репродуктивное здоровье женщины и потомство в регионах с радиоактивным загрязнением(последствия аварии на ЧАЭС)*, Медицина, pp.200-221 より作表.

が認められたが、これらの少女の多くが内分泌疾患を抱えていた[22]。

b　胎盤、母乳から検出されるセシウム137

ウクライナの放射能汚染地域の女性では、胎盤の特異な変化による胎児胎盤総体の変化と母親の甲状腺ホルモン機能の攪乱が、妊娠経過と分娩を困難化させ、胎児の健康状態悪化、発育不全、酸素不足、胎児死をもたらしていること、そして新生児の健康の質の低下、新生児死亡、疾病障害児が増えていることが報告されている[23]。

胎盤や母乳からのセシウム137も検出されている。一九八九〜九一年、ロシアの分娩直後の女性の胎盤、母乳、尿中からのセシウム量が調べられた。土壌の汚染度が低いクリンツィ地区に比べ、汚染度の高いノボジプコフ地区の女性の胎盤と母乳、そして尿でも、より高いセシウム量が検出されていた[24]。まとめると**表3**のようになる。

母乳と尿中のセシウム含有量の地域差はあまりないが、胎盤への蓄積は高汚染地域の女性の方が低汚染地域の女性よりも有意に高かった（p<0.01）*。

c 性ホルモンの分泌変化と体内セシウム量

ベラルーシ、ゴメリ医科大学のヤゴヴディクの研究(25)（一九九八年）は、一平方メートル当たり三万七〇〇〇～一八万五〇〇〇ベクレルという比較的汚染の低い地域（ゴメリ市）に住んでいる二〇～二五歳の未産婦女性（医学生）二〇〇人（事故時一二～一七歳）を対象にして行われた。

この研究は、若い未産婦（未来の母親）の体内に取り込まれた放射性セシウム１３７の量と、性ホルモンの変化、それに伴う月経機能の臨床的乱れや生殖器の形態的変化といった生殖健康の指標との関係が初めて示されたものである。これは医学史的にも初の知見と言えるものであり、非常に重要な研究結果であるので、少し詳しく説明する。

一〇〇〇人の女性へのアンケートから大まかな問題点を把握し、その後二〇〇人に対して詳細

＊有意差を表すp値　統計的に計算したとき、いくつかの変数の相関関係において、偶然とは言えない差があることを言う。ｐの値は、その出来事が偶然に起こる率を表す。この例（p<0.01）で言えば、土壌汚染の高い地域の女性が、汚染の低い地域の女性よりも胎盤へのセシウムの蓄積量が多いということが偶然に起こる確率は一％よりも低いということを表している。つまり、この差には意味がある（有意）ということである。

な検査を実施した。体内のセシウム量によって、第一グループ（キログラム当たり二〇ベクレル以下、一〇二人）、第二グループ（二〇・〇一～五〇・〇〇ベクレル、七〇人）、第三グループ（五〇・〇一～一〇〇・〇〇ベクレル、一八人）、第四グループ（一〇〇・〇〇ベクレル超、一〇人）に分けた。第一グループが内部対照グループである。プロラクチン濃度と基礎体温の検査から、第三・第四グループに無排卵の可能性が示唆された。第四グループでは月経周期障害を伴う卵巣の嚢胞性病変の顕著な増加が示された。また体内の放射性核種の増加に伴い生殖器の炎症の増加傾向が現れた。さらに月経困難症や月経前症候群の頻度や程度もセシウム量に従い増加していた。

卵巣の基本的状態、副腎、甲状腺さらに下垂体のプロラクチン合成システムの研究から得られた結果は、放射線の影響下にある女性には、性ホルモンのホメオスタシス*の本質的変化が現れていることを証明した。特に顕著な変化は血中の性ステロイドホルモンとプロラクチンの濃度であった。

血清中のプロゲステロン濃度は、月経卵胞期では、第一グループ（一リットル当たり五・五四±〇・四七ナノモル*）に対して第四グループ（二・二五±〇・三二）は約四割と明らかな減少を示した。また月経黄体期では、第一グループ（三〇・六三±二・七〇）と比較して第三グループ（一八・六六±二・六八）は約六割、第四グループ（一〇・三六±四・二〇）は約三割に減少した。ホルモンと放射線量測定データの関係の相関関係分析で、月経黄体期の血清中プロゲステロン濃度と検査対

図８　体内セシウム量と月経卵胞期・黄体期のプロゲステロン濃度

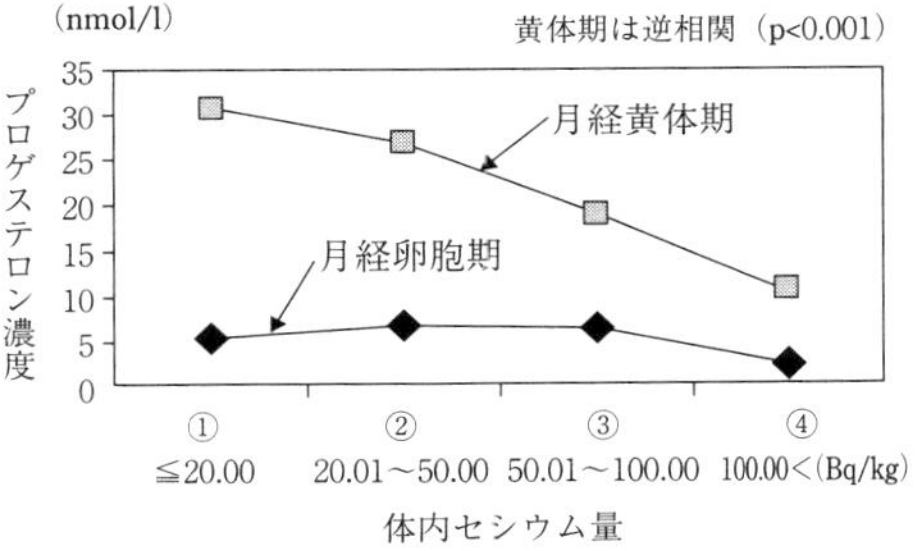

体内セシウム量 (Bq/kg)	プロゲステロン濃度（nmol/l）	
	月経卵胞期	月経黄体期
①≦20.00	5.54	30.63
②20.01～50.00	6.70	26.84
③50.01～100.00	6.41	18.66
④100.00＜	2.25	10.36

注：①～④は第１グループ～第４グループ.
出典：Яговдик, ИН, 1998, Менструальная функция в усровьях инкорпорации радиоцезия, *Чернобыль;Экорогия и здоровье*, №2, pp.88-94 より作図.

象女性の体内の放射性セシウム含有量との間には逆相関関係が示された(p<0.001)（図８）。

一方、プロラクチン濃度の研究では、月経卵胞期で第一グループ（一リットル当たり二八六・五一±五八ミリＩＵ）＊に対して第三グループ（四〇七・八五±五四・六九）は一・四倍、第四グループ（四八七・二九±九八・一九）は一・七倍の確実な上昇を示した。月経黄体期では、第三、第四

＊ホメオスタシス　恒常性。体内の種々の機能や体液、組織の化学的組成についての身体の平衡状態。またこのような平衡状態が維持される過程を指す。

＊ナノモル（nmol）　モルは物質量に関する基本単位。ナノは一〇億分の一を表す。

＊ミリＩＵ（mIU）　ＩＵは国際単位（International Unit）の略。薬物、ホルモン、ビタミンなどの物質量や効力を国際的に統一して示すときに用いる単位。ミリは一〇〇〇分の一。

図９　体内セシウム量と月経卵胞期・黄体期のプロラクチン濃度

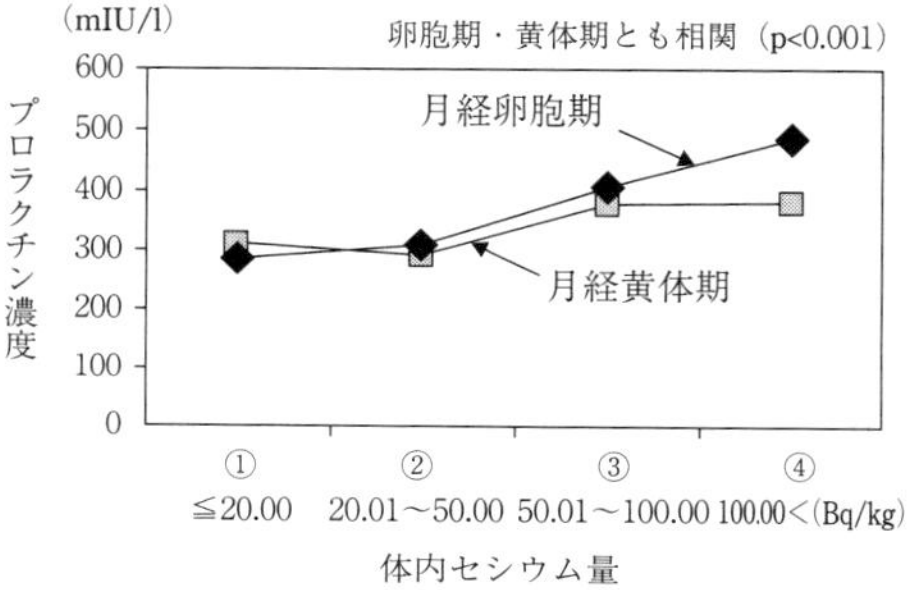

体内セシウム量（Bq/kg）	プロラクチン濃度（mIU/l）	
	月経卵胞期	月経黄体期
①≦20.00	286.51	312.61
②20.01～50.00	307.61	291.57
③50.01～100.00	407.85	375.95
④100.00＜	487.29	380.93

注：①～④は第１グループ～第４グループ.
出典：図８に同じ.

グループは第一グループのデータと比較して一・二倍の上昇である。卵胞期でも黄体期でも血清中プロラクチン濃度と体内の放射性セシウムの含有量の間には直接的相関関係が明らかになった（卵胞期・黄体期ともに$p<0.001$）（図９）。セシウム量の多いほど、高プロラクチン血症の女性の比率が増える傾向にある。また、検査女性の半数以上が高エストロゲンおよび高テストステロン状態にあった。

　こうしたホルモン調整過程の攪乱に伴って月経機能の乱れが起こっているわけで、これは体内のセシウムによる生殖系に対する影響として捉えることができる。第四グループでは、第一グループと比較して、嚢胞性病変の増加も現れていた（第四グループ四〇％、第一グループ一％、$p<0.05$）。第三グループの五・六％と第四グループの二〇％には卵巣膜の肥厚化が見られた。また、体内のセシウム量が一キログラム当たり一〇〇ベクレル超の女性の四〇％で、卵巣の機能障害的偏りが形態的変化をもたらしていると報告さ

れている。

このヤゴヴディクの研究では、若い未産婦女性の身体に対する放射性セシウムの長期的ストレス作用は視床下部―下垂体―性腺における機能障害的な偏向をもたらし、これが組織―標的器官（子宮と卵巣）の形態的変化を誘導していると結論づけている。

この研究は、私たちのその後の仮説の展開にとって重要な〝臨床的証拠〟となった。

図10　1999年における３～18歳の少女の体内セシウム量（ウクライナ）

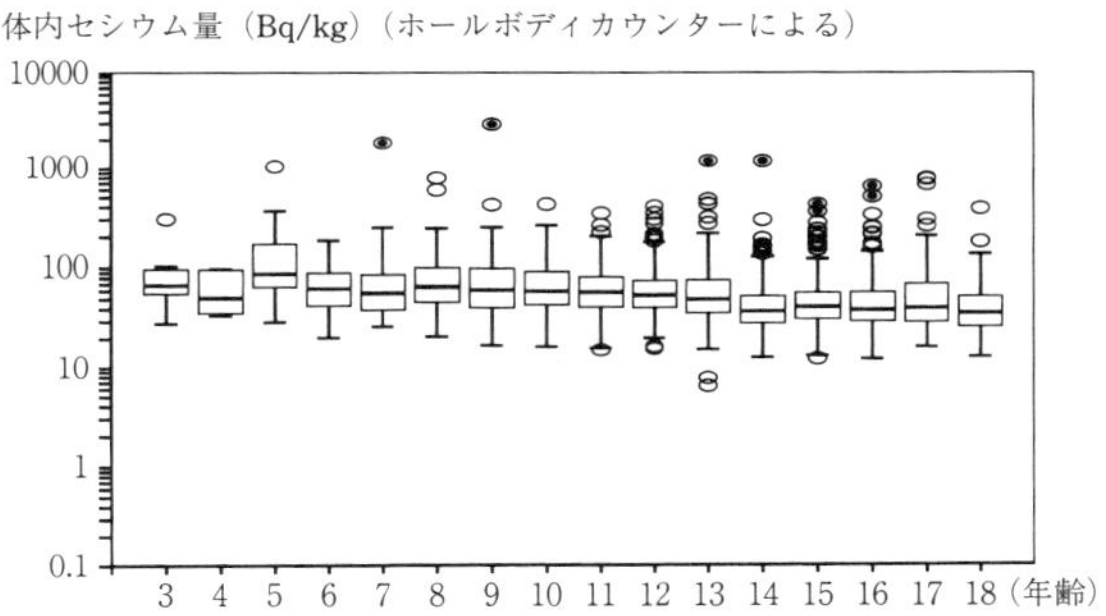

出典：Danilyuk,et al., 2002, *Chernobyl: Message for 21st Century*, International Congress Series 1234, pp.39-47.

d　継続する内部被曝

図10は、ウクライナの汚染地域におけるホールボディカウンターによる体内セシウム量の検査結果である。グラフ中のそれぞれの四角枠の上端、下端がそれぞれデータ分布の七五%、二五%のサンプル値を、そして枠内の中間線が五〇%のサンプル値を示している。一九九九年（事故後一三年目）時点での三～一八歳の少女の体内セシウム量を示すもので、男児もほぼ同様の傾向であるが、事故

からかなり経って生まれた幼い子どもの値もティーンエイジャーの値もあまり差がない。子どもたちの体内セシウム量の中央値（大きさの順に並べたとき中央にくる値）は一キログラム当たり五五〜六〇ベクレルだが、五〇〇ベクレルを超す子どももいるという。二〇〇〇年の値もほぼ同等と言い、一九九一年から体内の濃度分布はほとんど変わっていないことがわかる。ポスト・チェルノブイリ世代の子どもにも汚染食品の摂取による内部被曝が続いていることを如実に示している。(26) 二〇〇九〜二〇一〇年のウクライナ・ジトーミル地区五四三人の子どもの体内セシウム量（一キログラム当たりではなく全身量）は、中央値三〇三二ベクレル、平均値四四九二ベクレルである。(27)

e　セシウムの体内分布

また、体内のセシウムは全身に分布していることも明らかにされている。Y・バンダジェフスキーによるこの研究は一九九七年にベラルーシ、ゴメリ州で死亡した子どもと成人の剖検の結果を示したものである。一キログラム当たりのセシウム量は成人よりも子どもの方がかなり高いことがわかる。特に甲状腺のセシウム濃度の高いことは、内分泌系への影響が示唆される（図11）。(28)

汚染地域の野生動物でも同様に全身に分布していることが中島裕夫らによる事故から一〇年目の調査によって報告されている（図12）。各臓器間の差は小さいものの、捕獲された土壌汚染のレベルが高いほど蓄積レベルも高く、土壌の汚染度に比例している。しかも土壌よりはるかに高

図11 ゴメリ州（ベラルーシ）、1997年に死亡した子どもと成人の体内セシウム量

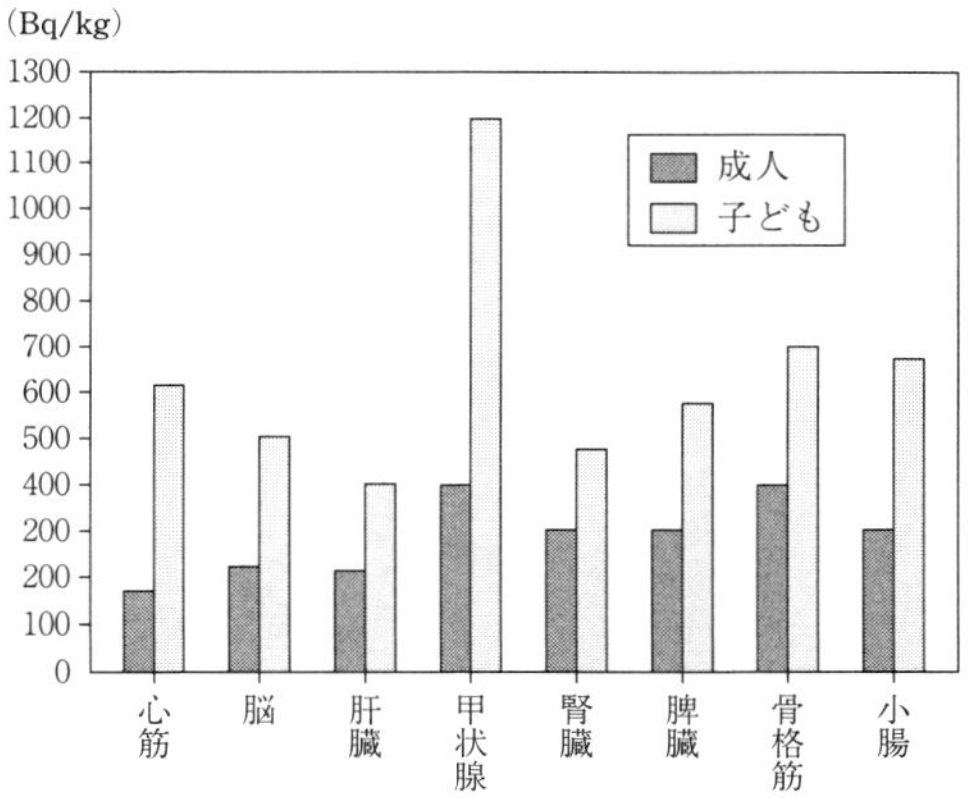

出典：Bandazhevsky, Y., 2003, "Chronic Cs137 incorporation in Children's organism", *Swiss Medical Weekly*, 133, pp.488-490.

図12 ベラルーシの汚染地域で捕獲された野生動物の体内臓器別セシウム量の分布比

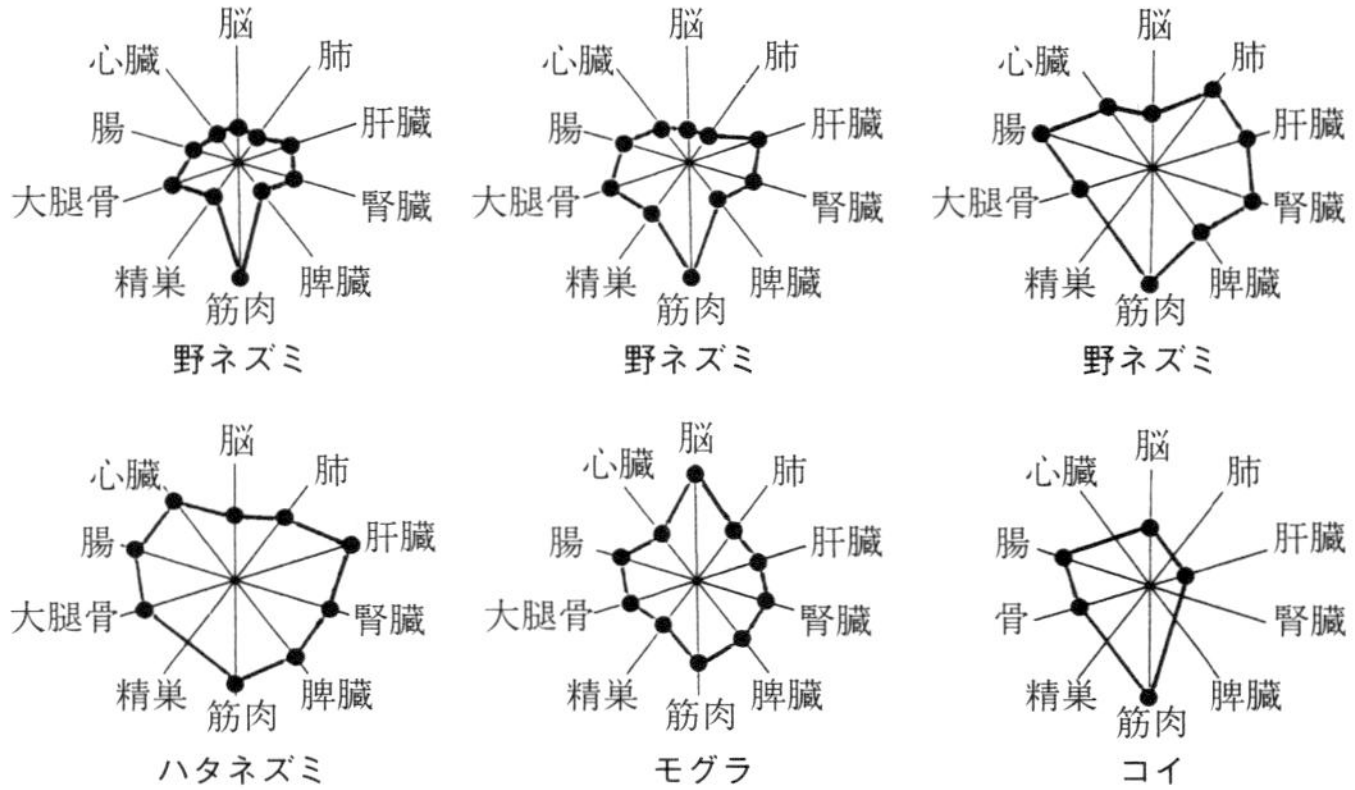

出典：綿貫礼子・吉田由布子，2005『未来世代への「戦争」が始まっている』岩波書店，p.236. 原典は Nakajima H. et al., 2000, "Biological concentration of radionuclides in plants and animals after Chernobyl catastrophe", Sato, F. et al. eds., *Biological Effects of Low Dose Radiation*, pp.199-205.

い濃度が検出されており、食物連鎖のより高次の動物種ほど高度に濃縮される傾向が認められたという。(29)

(3) 思春期に被曝したのち、汚染地域で生活する女性の生殖健康

上述したように汚染地域では女性の生殖健康の悪化が見られているが、最も懸念を深めているのは、事故のとき思春期もしくは前思春期にあった女性たちの健康である。

思春期は性ホルモンの分泌が活発になる時期であり、この時期に被曝した女性では性ホルモンの問題が生じやすく、生殖の健康に問題を生じるリスクが高い。婦人科系疾患の多発が特徴的で、背景には内分泌系の障害がある。この内分泌系の障害は、事故初期の放射性ヨウ素131の影響が大きいと考えられている。内分泌系の障害は、甲状腺ガンを除き、甲状腺機能低下、自己免疫性甲状腺炎などが特徴的である。内分泌系の障害に伴う性的な発達の乱れや生殖機能の障害が懸念されている。

ロシアのバーレバらは、ロシア、ブリャンスク州の汚染地域で、母のみ被曝した場合の子ども三〇人、両親とも被曝した場合の子ども六四人、父のみ被曝した場合の子ども三二人の、母子の健康状態を調査した。子どもたちは一九九七~九九年生まれで、両親は受胎前と受胎時、一平方メートル当たり放射性セシウム１３７の濃度が五五万五〇〇〇ベクレル以上の汚染地域に居住し

ていた。

この調査の中で、思春期に被曝した女性の九五％は妊娠経過が病的（早産、羊水過多、逆子、子宮内慢性低酸素状態、帝王切開など）で、その頻度や程度が成人期に被曝した女性より重かった。生まれた子どもも、仮死状態や先天的発育不全の率が成人期に被曝した女性よりも高かった。

バーレバらは、思春期の少女に対する放射線の作用は、生殖機能形成の破壊を導き（内分泌系の病気という背景を持つことが多い）、おそらくその後の妊娠と出産における病的な経過をもたらしていると考察している。そして、思春期に被曝した人々の子どもは、健康状態が思わしくないという傾向が頻繁にあり、その健康上の指標が最も悪いのは、両親ともに思春期に被曝した人の子どもであると結論づけている[30]。

したがって、放射線の次世代への健康影響を問う前に、その基の因子となる母親の生殖健康に特に注目することが重要であった。これは、従来の放射線の影響を発ガンや催奇形性などにしか注目してこなかった医学の常識とはきわめて異なる視点である。低線量の被曝であっても、持続する負の影響として生体内の問題が浮上してくるかもしれない。ここで強調すべきことは次のことである。セシウム汚染地域に住み続ける女性は、将来母親となる「若年層の女性人口集団」であり、生態学的にも、臨床医学的にも、科学文明史的にも、人類が初めて遭遇する健康問題を抱える集団と捉えるべきである。そこで私たちは、まず女性の生殖健康に関する解明が、放射線の内部被曝と未来世代への健康影響にとっての重要な視角であると位置づけた。

セシウム137による外部被曝と内部被曝は内分泌系と生殖系に影響を与えており、さらに免疫系と神経系にも影響を及ぼしている。これは直接的な影響もあれば相互作用の中での間接的影響も考えられる。いずれにせよ、これらの系の間の相互影響の攪乱（障害）が、女性の体内でホメオスタシスのアンバランスをもたらしているのではないかというのが、私たちの仮説の第一歩となった。

(4) 子宮内でのエピジェネティックな変化を介した「胎児期起源の疾病と病気」

本章1節で示したように、内分泌攪乱化学物質の重要な問題点は、量的には従来の毒性検査では「安全」と見なされていたレベル、すなわち日常的な曝露に遭うような低レベルの環境中の濃度であっても、健康へダメージを与えることが起こり得るということである。また質的には、胎児が子宮内での発生過程の特定の時期（臨界期）にこの物質の影響を受けると、出生後の健康にとって不可逆的な反応を及ぼすリスクがあると指摘されていることである。そこでこの内分泌攪乱問題の研究者らは母親の身体（子宮）を介した、環境汚染物質と胎児とのつながりに研究の焦点を当てるようになった。子宮内汚染から子どもの健康を考えるというこの概念は二一世紀の重要な子どもの健康問題の視角として、欧米や日本を中心に精力的に研究が進められている。

そのひとつとして、近年、「胎児期起源の疾病と病気（Developmental Origins of Health and Disease, DoHAD）」という概念が疫学研究から提唱されている。上述のように、これは、胎児期・乳幼児期の遺伝子と環境要因との相互作用により遺伝子発現の制御に変化が生じるというエピジェネティックな変化によって、出生以後の健康・疾病発症リスクに影響が及んでゆくという考え方である。現在、この概念は世界の医学界で広く受け入れられている。(31)

一方、放射線はゲノム不安定性やバイスタンダー効果などを通して、ＤＮＡメチル化などエピジェネティックなパラメーターを変化させ、遺伝子の発現を変化させている（上述）。バイスタンダー効果は、細胞レベルだけでなく、組織、器官、そして生物個体でも現れることが示されている。頭部へ局所的にX線を照射したマウス（体の他の部分は医療レベルの遮蔽が施されている）では、総体的なＤＮＡメチル化レベルが減少することが明らかになっている。また、照射された頭部から離れた脾臓内で、メチル化パターン変調の鍵となるタンパクのレベルを変化させることが示されている。(32)

動物実験と汚染地域住民（ポスト・チェルノブイリ世代）の臨床データが示すこと

二〇〇五年から二〇〇六年にかけて、アメリカ、ワシントン州立大学のＭ・Ｄ・アンウェイらはラットを用いた実験で、子宮内での内分泌撹乱化学物質（殺菌剤ビンクロゾリン）への曝露が、雄の胎仔（Ｆ１）の性腺発達（精子形成能力）へのダメージを誘発し、その影響は四世代後のＦ４世代にまで遺伝したことを報告した。この影響は雄の生殖系でのＤＮＡメチル化パターンの変質と相関しており、その環境的要因が生殖細胞系をプログラムし直して、さまざまな病気を促進させている可能性があると示唆された。実験では子宮内で被曝したＦ１同士の雄と雌を交配させてＦ２（二世代目）を、同様にＦ２同士でＦ３（三世代目）を、Ｆ３同士でＦ４（四世代目）までを誕生させ、化学物質に曝露させていない対照群も同様にＦ４までの子孫を得た。曝露群の子孫は雄も雌も影響を受けた（図13ａ）。

前立腺疾患、腎臓疾患、免疫系異常、精巣異常、乳ガン、高コレステロール血症など血液系異常といった健康上の異常が、Ｆ１（一世代目）～Ｆ４（四世代目）まですべての代で観察され、多くは複数の異常が観察された。注目すべきは、前立腺疾患を除き、Ｆ１よりもその後の世代の発症率の方が高かったことである（図13ｂ）。この影響がＦ４まで持続しているのは、子宮内で曝露したＦ１の雄性生殖細胞系で生じるエピジェネティックな変化に起因するものと捉えられている。[33][34]この実験の結果に従えば、四代目の子孫の病気に至るまで、その原因は一代目が胎仔期に子宮内でビンクロゾリンに曝露したことによるということになり、驚くべき結果である。女性の生殖健康に注意を払うべきことの重要性をまざまざと示していると言えよう。

図13a 殺菌剤ビンクロゾリンに子宮内曝露した群と対照群のF1〜F4世代ラットの疾病罹患率

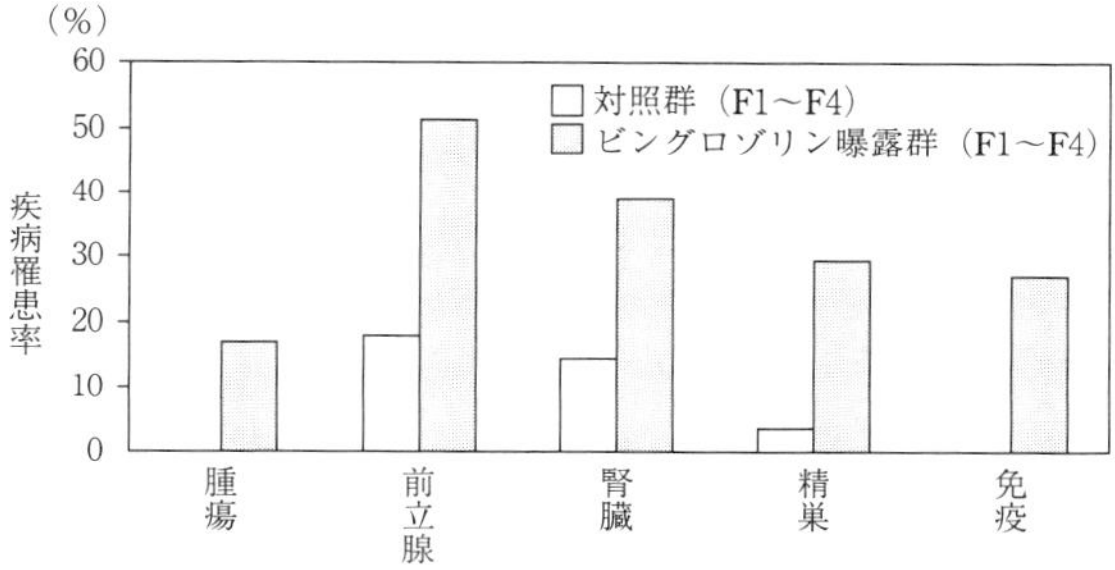

図13b ビンクロゾリン曝露群F1〜F4世代ラットの疾病の種類とその罹患率

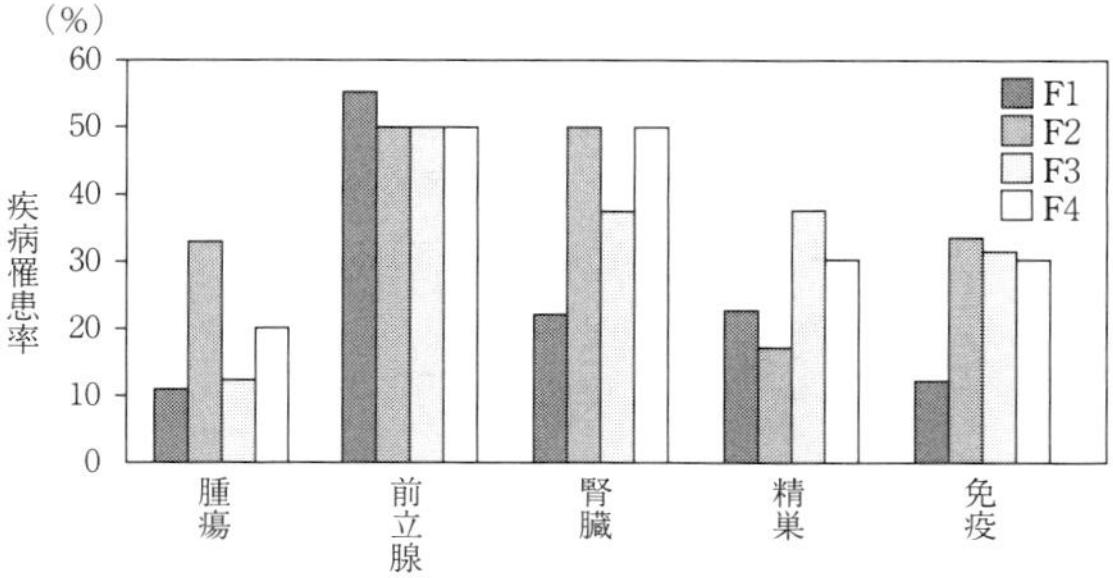

出典：Anway M.D. et al, 2006, "Epigenetic transgenerational actions of endocrine disruptors", *Endocrinology*, Jun,147(6 Suppl):S43-9.

一方、放射線分野であるが、放射線遺伝学者、野村大成のマウス実験による放射線誘発性の継世代的健康影響（世代を超えた影響）という一連の研究は、放射線によるゲノム不安定性研究の先がけとなるものであった。誘発された腫瘍の頻度は、マウスの特定遺伝子座突然変異で知られているものより一〇〇倍も高かった（一九八二年の実験）。二〇〇〇年の論文では、腫瘍細胞の中でかなりの数の遺伝子が異常な発現をしており、それらの大多数が、通常の生理的機能や生化学的機能、そして免疫機能に関与する遺伝子であったことが示されている。野村は「照射された親から子どもへ伝達される〝突然変異的な変質〟は、おそらくそれ自身の発ガン性は弱いが、その発現は食事や環境中に存在している発ガン物質やガン促進物質によって影響され得る」という仮説を立てた（一九八三年）。「持続的な過敏性の誘発」というこの仮説は、その後の遺伝子チップ解析によって支持された。

二〇〇六年の野村論文における注目すべき発見は、マウスの実験において、子宮内で化学物質または放射線に曝露すると、子どもの酵素の活性が減少し、化学物質または環境的要因による生後の第二の曝露によって腫瘍の発生が高くなるというものであった。器官形成期後における放射線と化学物質の曝露は、雄と雌の性腺の発達に深刻なダメージを与え、精巣と卵巣内でそれぞれ精子と卵子の欠乏を生じさせ、その後の世代への悪影響を示唆した(35)。

ヒトについては、同じく二〇〇六年（チェルノブイリ事故二〇周年）に、汚染地域のポスト・チェルノブイリ世代についての調査結果が発表されている。ロシア小児放射能防護センターのA・E・シピャーギナらは、ロシアの汚染地域（ブリャンスク州）でチェルノブイリ事故以降、子どものコホート（同齢集団）研究を継続して進めている。事故前生まれの子ども、事故時に胎内被曝した子ども、事故後生まれの子どもという、被曝形態の異なる三つのコホート群比較の結果、事故後生まれの世代の場合、放射線を子宮内被曝した子どもは、体内の修復、適応、防御機構が活性化する過程で、段階によって異なる代謝変化が起きていることが判明した。その変化の特異性には免疫能の弱化、生体防御能の低下などが顕著に示されたが、変化のレベルはまちまちであった[36]。

こうした動物実験、臨床データから得られた知見を基に考えると、放射線にせよ化学物質にせよ、外的な要因で胎児期にエピジェネティックな変化が生じれば、出世以後の健康に影響を及ぼすことは充分あり得ると考えて然るべきであろう。汚染地域に暮らしているポスト・チェルノブイリ世代においてガンではない病気が多発している要因のひとつは、母体への放射性核種の蓄積と結びついて、胎児にエピジェネティックな変化が引き起こされているからではないかと推定される。その世代は生後も母乳および食品からのセシウムを取り込んでいる。そうした子どもたちは、生後の新たな外的要因（これには放射線被曝も含む）に対してきわめて脆弱になり、通常の健康性が侵されやすくなることは容易に考えられる。

さらに上述した、母親になる女性（事故のときに直接被曝した）の生殖健康の脆弱さの原因のひとつも、放射線によるエピジェネティックな変化の影響であるという可能性が排除できないと、私たちは考えている。

(5) まとめ――私たちの仮説

私たちの提起している仮説をまとめると、次の通りである。

①セシウム137の体内蓄積による放射線の内部被曝によって、エピジェネティックな変化が生じる。その結果、女性の生体内でホメオスタシスのアンバランスを介して生殖の健康が損なわれる。

②その女性が妊娠したとき、胎児は子宮内に蓄積しているセシウムによって被曝し、発生の重要な時期にエピジェネティックな変化が生じ、生後の外的要因（新たなセシウムの外部・内部被曝を含む）**に対して非常に脆弱となり、病気に罹りやすい体質となる。**

本書九〇頁の図14は、私たちの仮説の考え方をわかりやすく示したものである。

また、私たちが見てきた汚染地域の女性と子どもたちに現れている臨床例を、一組の母子ペア（母親となる女性は子ども時代＝前思春期に被曝）として示すならば、図15のように表すことができる。

COLUMN

21世紀に入ってエピジェネティクス研究はどのように進んでいるか

エピジェネティクス研究とは、遺伝子を構成しているDNAの塩基配列が根本的に変化してしまうこと（遺伝子の突然変異）で生体に起きる変化ではなく、遺伝子発現（遺伝子の作用のオン／オフ）が変わることで起きる変化を研究する分野と言える。健康と疾病の素因（病気の罹りやすさ）をエピジェネティックな影響として捉えると説明がつくと考えられ、21世紀に入って急激に研究が進んでいる。

エピジェネティックな変化には、DNAメチル化（DNAを構成する塩基の一部にメチル基が付加する）と、ヒストン修飾（染色体を構成するタンパク質の一群であるヒストンにメチル基やアセチル基、リン酸基が付加したり外れたりする）という現象があることがわかっている。さらに、栄養状態や低線量放射線、化学物質などの環境因子への曝露が、このエピジェネティックな変化を与える要因として挙げられている。

アメリカでは国立衛生研究所が優先研究課題を決め、主に大学の研究機関がプログラムを実施している。日本ではガンの発症機序や生活習慣病発症との関連性などについて各大学の研究所や公的機関での研究が進んでいる。早稲田大学胎生期エピジェネティック制御研究所の福岡秀興は「胎児期に起源を発する健康と疾病（DOHaD）」という概念を紹介している（本書63頁参照）。しかしいずれも動物実験が中心となっている。

私たちは、さまざまな病気の増加という臨床例がありながら放射線との関係が「不明」とされている、チェルノブイリの被曝者の子ども＝ポスト・チェルノブイリ世代という大規模な疫学対象集団で、このエピジェネティクス研究を進めるべきであると提起している。この研究の有意義さはヒロシマ・ナガサキの被爆者にも当てはまるであろう。広島放射線影響研究所（放影研）が原爆被爆者とその子どものエピジェネティクス研究に入ろうとしていることが、同研究所の出版物（RERF Update 2010, 21(1), 2011, 22(1)）で紹介されている。

図14　私たちの仮説――ポスト・チェルノブイリ世代の非ガン疾患増加に対する放射線影響

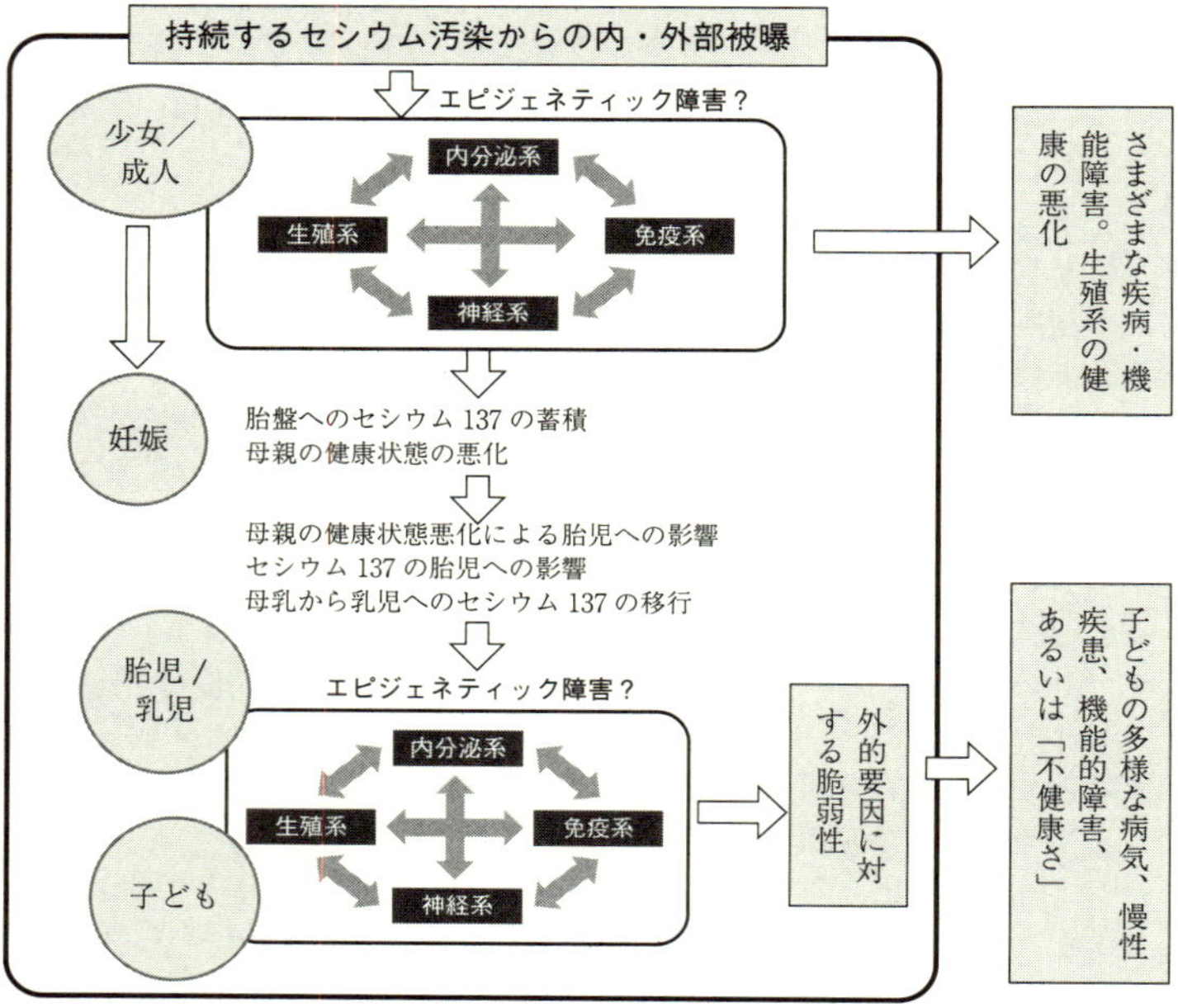

出典：綿貫・吉田、作成.

(6) 私たちの「仮説」の意味すること

これまで述べてきたことは二〇一一年段階での私たちの仮説であり、確認がなされているわけではない。しかし疫学調査やこの数年のエピジェネティクス分野での研究結果から見ると、その蓋然性は高いと私たちは考えている。私たちの仮説では、チェルノブイリの放射能汚染地域に住み内部被曝も継続している女性は生殖健康に攪乱が生じ、その子どももまた子宮内から

図15　チェルノブイリ汚染地域で示されている母と子の臨床例

年	Ms.Aの事例（仮定）	事故体験者（臨床例）	次世代（臨床例）
1986 事故発生	Ms.A（12歳女児） 小児期 思春期 成人	甲状腺疾患・機能障害 甲状腺ガン 自己免疫性疾患 免疫能低下、感染症 性的発達・月経機能攪乱 生殖器の疾患・機能障害 など	
1999	25歳妊娠　Ms.Aの子 胎児期	**妊娠経過** 甲状腺機能障害 甲状腺ホルモンの攪乱 妊娠合併症	**胎児期（発生・胎児発達期）** 発育不全 低酸素症 先天異常 胎児死など
2000	26歳出産　0歳	泌尿生殖器疾患 貧血、早期破水 流産、早産、死産など	
2008 22年後	34歳　8歳	**出産後** 甲状腺機能低下 自己免疫性甲状腺炎 生殖器の疾患 ガン、心血管系疾患など	**出生後** 先天異常、新生児死亡 神経系・内分泌系・消化器系・呼吸器系・心血管系・骨組織系などの疾患 免疫能の低下 健康の質の低下（不健康）

出典：綿貫・吉田、作成.

続く放射線の曝露によって、生後、さまざまな病気に罹患する危険性の高いグループに属することになる。孫やその後の世代においては、さらにリスクが高まることも予見される。ロシアのブルラコーワ教授は「以前はエピジェネティックな見地からの研究はあまりありませんでした。多くはフリーラジカルとか細胞レベルでの膜の構造の変化といった側面からの研究が進んできました。しかしエピジェネティックな変化は本当に健康に対してかなり重要なファクターのひとつではないかと思います。その意味で、皆さんがそこに注意を向けてくださったことは非常によかったと思います」[37]と、私たちの仮説を評価している。

また、フクシマ後の二〇一一年七月、日本で内分泌攪乱化学物質（環境ホルモン）問題に取り組んでいるNPO法人「ダイオキシン・環境ホルモン対策国民会議」の記念講演にて私たちの「仮説」を報告した際には、参加していた環境ホルモン研究者から、「化学物質の作用と放射性物質の作用との類似性がよくわかった」との言葉が聞かれた。当日登壇したもう一人の講演者、井上達氏は放射性物質と化学物質双方を研究してきた数少ない研究者の一人である（元放射線医学総合研究所［放医研］で放射線の影響を研究し、現在は国立医薬品食品衛生研究所の安全性生物試験研究センターで、化学物質など外来物質と生体の相互作用という毒性学の研究をされている）。井上氏は私たちの報告に対するコメントの中で世界の放射線影響研究について触れ、「放射線障害に関するデータというのは、重要なものはあまり世の中に出てないです。チェルノブイリの問題でも、人々の健康を視点にした優れた研究がロシアにはたくさんあります。また、私はアメリカのブルックヘブンという研究所と共同研究を長くやっていましたが、そこにはビキニ環礁で被曝した子どもたちのデータがたくさんあるんです。そういうデータは日本の方はご存じないです」と言われた。そして「放射線の影響に関しては、本当に点と点のようなデータしかわれわれの手元にはないわけです。それをつなぎ合わせると、今日の綿貫さんたちの話のようになるわけで、よく咀嚼されたと思います」[38]と述べられた。後日井上氏は、放射線による内分泌系への影響やエピジェネティックな影響に注目したのは非常に良いと思うと、私たちの視点を支持されている。

私たちの仮説に基づくならば、未来世代の健康を守るためには、内部被曝をできるだけ避けるとともに、妊娠以前からの女性の生殖の健康に注目して、軽度でも異常があれば適切な治療をすることが重要となる。そして、生まれた子どもも、内部被曝をできるだけ避けるための生態学的視点に基づいた対策が必要となる。今後、放射線の継世代的影響を考える上では、体内のセシウム量と健康状態との関係や、第一子と第二子以降の出産における母子の健康状態の相違といった、健康上の変化についてのきめ細かな分析とともに、エピジェネティクス研究が進展してゆくことを私たちは強く望んでいる。

この仮説が評価を受けるならば、これまでガンや重篤な先天異常の発生といった狭い範囲にばかり焦点を当てて現実を直視しないできた放射線の健康影響について、より広い視点から考察が行われるようになるであろうと期待している。従来の放射線学会のありようが示すように、放射線医学は核の時代に即しながら、生態学的視角を持ち得ず研究の空白状態にあったと言えよう。そのことがチェルノブイリの健康研究で表面化したのである。

何よりも、生態系汚染と未来世代の健康問題との関わりをより深い意味で把握していくような新たな科学知の発展に、私たちの仮説が少しでも寄与し得ることを願っている。

Ⅲ章

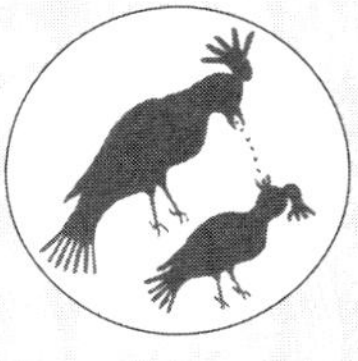

チェルノブイリ健康研究からフクシマを問う

綿貫礼子
吉田由布子
二神淑子
リュドミラ・サァキャン

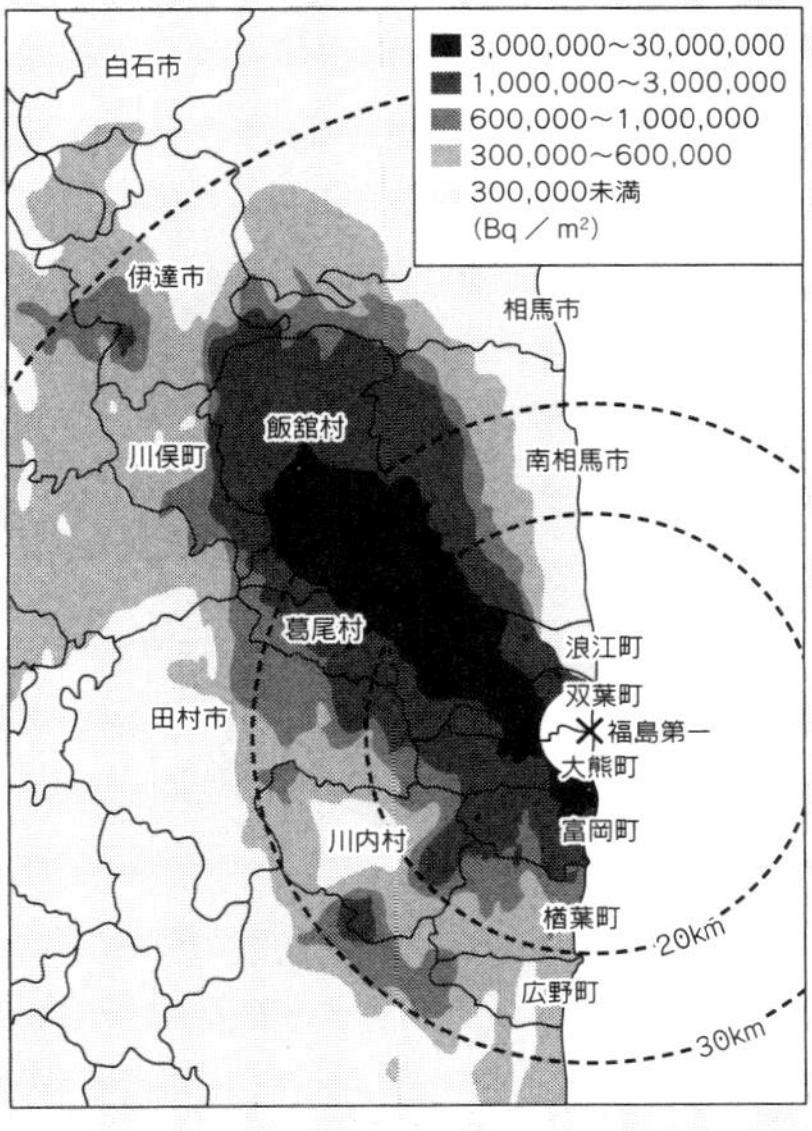

福島第一原発事故による土壌汚染（セシウム１３４＋１３７）
（本書一五三頁および口絵三頁参照）

1　チェルノブイリ二五周年国際会議場に飛び交った「フクシマ」の声

序で述べたように、チェルノブイリ原発を擁するウクライナの首都キエフでは、二〇一一年の四月一九日から二二日にかけてチェルノブイリ事故二五周年に関連した三つの国際会議が開かれた。私たちはそのひとつである「国際科学会議」（二〇〜二二日）に参加したが、大会議場では緊張感が人々の顔に現れているようにさえ感じられた。私たちが外国の取材班に呼び止められたのも、数少ない日本からの参加者であったからであろう。会場では「フクシマ」の言葉が飛び交っていた。会議での多数の発表者たちの報告には、フクシマの衝撃がそれぞれの感覚で語られていた。

会議二日目（四月二一日）のプログラムのトップに日本政府による福島原発事故報告とあった。事前のプログラムには入っておらず、急遽設定されたらしかった。私たちは日本政府が事故の経過をどのように報告するのか、固唾を呑んで待っていた。主催者側も大半の聴衆も、私たちと同じ思いであったと見て取れた。しかし、日本政府の報告は突如キャンセルされた。キエフでの他の二つの国際会議（「石棺」を覆う新シェルター建設「支援国会議」とキエフ「原子力安全サミット」）には出席していたにもかかわらず、である。議長団は「日本大使館から連絡があり、報告はキャンセルされました」と伝えただけで、理由は不明であった。会場には失望の溜息が漏れた。会場を出て行く報道陣らしき一行もいた。私たちは驚きあきれ、怒りとも恥ずかしさともつかぬ感覚を覚えた。この日本政府の外交上礼を失する態度は、本質的には日本という国の民主主義（デモクラシーの理念）自体が問われる問題にほかならない。

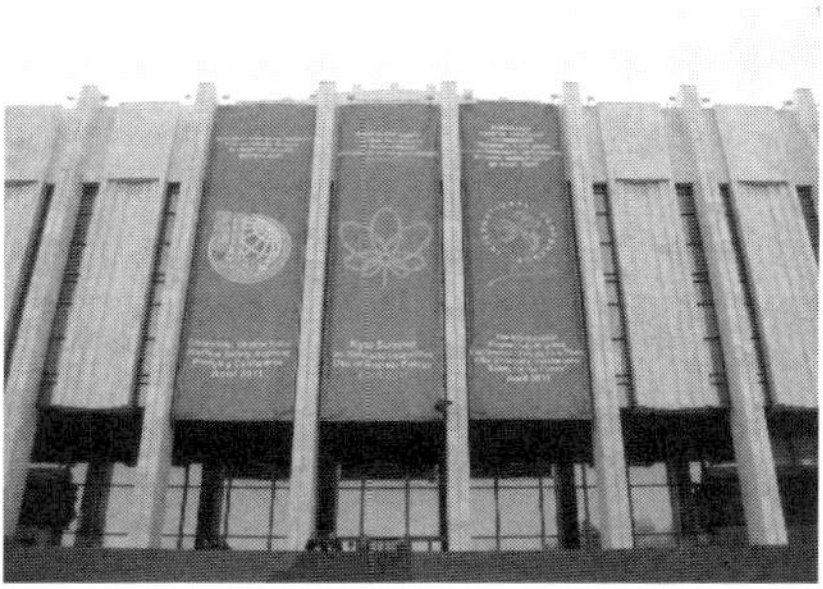
ウクライナの首都キエフでは、チェルノブイリ25周年を記念する３つの国際会議が開催された（2011年4月19～22日）。

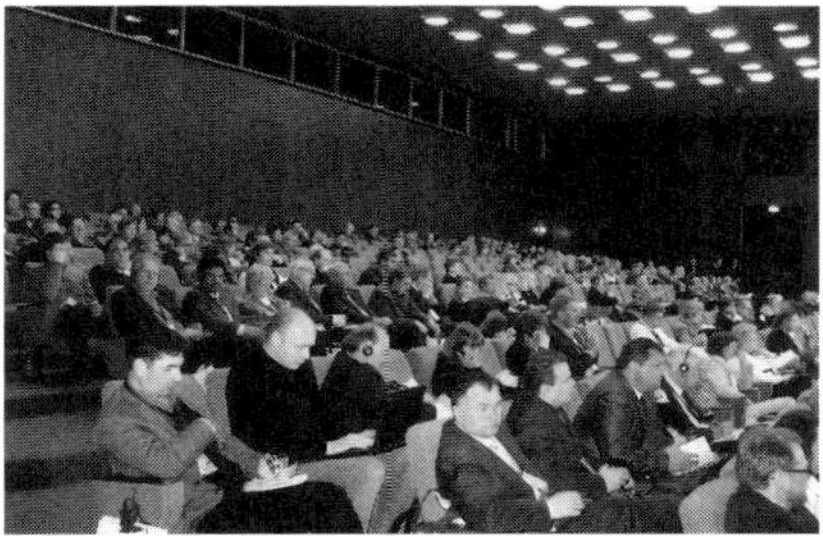
国際科学会議の議場内には緊張感があふれていた。

国際科学会議の参加者は四三カ国七二五名と発表された。ところで、潘基文国連事務総長、天野之弥ＩＡＥＡ（国際原子力機関）事務局長なども出席したこの会議は、二〇〇五年秋のチェルノブイリ・フォーラム報告書[1]、二〇〇八年一一月の国連チェルノブイリ・アクションプラン[2]、そして二〇一一年二月末に発表されたＵＮＳＣＥＡＲ（原子放射線の影響に関する国連科学委員会）報告書[3]といった、いくつかの国連機関による楽観主義的な放射線の健康影響評価をもとに、事故後三〇年にはすべてが平常に戻るかのような流れをつくるべく、周到に準備された会議だったと言えるだろう（本章３節で後述）。

国連チェルノブイリ・アクションプランは、二〇一六年の事故後三〇年までに「被災地は現在被っている汚名《スティグマ》を完全に克服し、共同体は自ら生活をコントロールし、平常化が現実的な見通し」になるというビジョンを掲げている。しかしその前提は「この核事故は、汚染されたと考えられる地域に住んでいる数百万の人々にとって、実際、〝低線量の事象〟であった。いくつかの高汚染地域ではまだ予防的措置が必要ではあるが、大多数の〝汚染〟地域の住民は、放射線による負の健康影響を受けることはありそうもない」という認識に立ったものである。この評価は、五年前、事故二〇周年に向けてＩＡＥＡが主導してまとめたチェルノブイリ・フォーラムの報告書が基になっている。国際科学会議は、本来そのことを追認する場となるはずであった。「フクシマ」が起こらなければ…。

フクシマ事故の発生は、この会議自体が目指した「未来の安全」を揺り動かすことになったのは明らかである。事実、ウクライナ政府代表、国連事務総長、欧州議会代表に次いで挨拶に立った天野ＩＡＥＡ事務局長は、「チェルノブイリ事故は市民の意見に否定的なインパクトを与え世界の原子力発電への関心を著しく低下させた。しかしとりわけ安全性の実質的な進展により、最近では原子力への関心も勢いを取り戻した」との言葉の直後、「不幸なことに、二五周年の会議を準備しているまさにそのとき、福島第一原子力発電所で非常に深刻な事故が発生した。この危機はまだ続いている」と述べざるを得なかった。この発言は、「原子力の安全性進展と世界的な原子力回帰の傾向」を謳い上げるように前もって準備されたと考えられる文言と現実との間で、ちぐはぐさを際立たせるものとなった。最後に彼は、チェルノブイリ事故のあとと同じように福島第一原発事故からの教訓もまた、さらなる安全性の進展を図ることにあると述べ、「安全第一、安全第一」と繰り返し、これを今後の重要な標語とすべきであると強調した。

本会議場での国連諸機関や政府代表による発表の内容は活動報告的なものが多かった。しかし現地研究者たちからは、「日本政府の対応はチェルノブイリ事故時のソ連政府と同様で、事故を小さく見せようとしている」「この事故は人災である」「日本政府も東京電力も、チェルノブイリの教訓を何も学んでいない」といった、フクシマ事故をめぐる日本政府と東電の対応への厳しい指摘が飛んだ。個別の科学研究の発表は主に分科会で報告され、私たちは「人間の健康と環境に対する原子力および放射線事故の結果」という分科会に出席した。この国際科学会議での注目すべき報告については、本章6節で後述する。

実は私たちは、フクシマ原発事故の概要についてまとめた資料を持参していた。ウクライナの

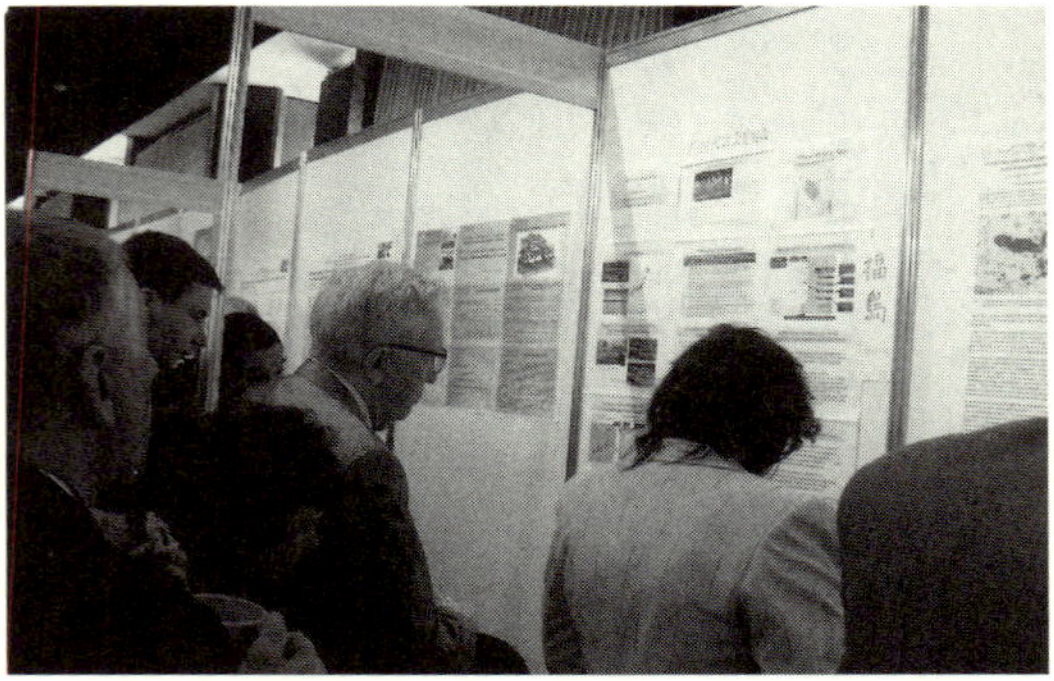

フクシマの事故の経過、日本政府の対応、ICRPの勧告などを紹介した私たちのポスター発表に多くの参加者が見入っていた。

「チェルノブイリの医師」協会代表、ニャーグ教授らと会議後にチェルノブイリおよびフクシマの現状について意見交換をする予定で、そのために準備したフクシマの資料であった。内容は、地震・津波の状況から始まり、事故炉の情報、被害状況、そして日本政府の対策、日本政府に対するＩＣＲＰ（国際放射線防護委員会）の勧告とそれを受けて新しく策定された避難基準（一年当たり二〇ミリシーベルト）などを紹介するとともに、日本国内の原発立地状況、政府の対策に対する私たちの批判、住民グループの動きなど、その時点で私たちが集め得た情報を総合的にまとめたものである。

会議初日にその資料を見せたところ、「これはぜひ発表すべきだ」というニャーグ教授の強い勧めがあり、彼女の奔走で会議組織委員会の承諾も得、会場での報告には至らなかったものの急遽ポスター発表として張り出すことになった。日本政府からの報告がキャンセルされた中、私たちの資料にじっと目を通す人、緊急時における避難基準緩和というＩＣＲＰの勧告内容を読んで「信じられない」と顔をしかめる人、データが欲しいという人等々、ポスターは多くの参加者の注目を浴びた。ロシアとベラルーシで放射能の除染（森林と土壌）に携わっている研究機関からは「何か協力できないか」という申し出も受けた。日本では森林の汚染問題はまだほとんど情報が出ていない段階であり、「森林汚染については何か対策が取られているか」と聞かれ、「森林の問題はこれから出てくると思う」と答えるのが精一杯であった（なお帰国後、除染に携わっているこれらの研究機関の申し出について農水副大臣宛に情報を提供したが、何の反応もなかった）。

「生態学的健康研究」が必要とされている

三月に生じたフクシマの事故は、世界中を震撼させ、チェルノブイリ二五周年の国際会議にも強い影響を及ぼしていた。それは、チェルノブイリやフクシマのような生態系汚染を介した持続的低線量被曝が、生きとし生けるものにどのような影響を与えているのか、今後どのような影響を与える可能性があるのか、という問題について多角的な研究の必要性を今一度認識すべきであることを知らしめている。つまり、生態系汚染を介する健康問題を扱うのに、従来の放射線学とは異なる新しい考え方が必要なのである。その新しい分野を、私たちは「生態学的健康研究」と呼びたい。

2　チェルノブイリ事故の衝撃と女性たち

チェルノブイリ原子力発電所の事故は一九八六年四月二六日、ソ連邦ウクライナ共和国で発生した。第四号炉の爆発によって放出された放射性物質は、旧ソ連はもとよりヨーロッパ、そして八〇〇〇キロメートル離れた日本にも飛来し、北半球一帯にわたる汚染を生み出した（口絵一頁参照）。この事故は今でも世界最大規模の原発事故として知られている。二〇〇六年（事故二〇周年）段階での被災者数は、ベラルーシ（旧白ロシア）、ウクライナ、ロシア三国で七〇〇万人以上と言われている。これらの国々ではチェルノブイリは単なる事故ではなく「カタストロフィ（大惨事・破局）」と称される。今フクシマについても、旧ソ連圏の人々からは同じように「カタストロフィ」という言葉が聞かれる。

二五年前、チェルノブイリ事故発生を知ったとき、まだ情報はほとんどないに等しい時期であったが、私（綿貫）は直観的に、この事故において「世代を超える放射能の影響」が現れるのではないかと危惧した。それは、すでに述べたように、チェルノブイリ以前から独自に調査研究してきたミナマタ（有機水銀汚染）、ベトナムおよびセベソ（いずれもダイオキシン汚染）など、「生態系汚染によって世代を超える健康被害が現れている世界の事件」についての研究経験があったからである。その直観から、「放射能は女性のからだにいかなる影響を及ぼすか」という問いが立てられた。

フィンランドの女子学生立ち上がる

この問いに対するひとつの反応は北欧の女性たちからやってきた。事故から一カ月半後の六月初め、フィンランドの約四〇〇〇人の女性たちが自国の原発推進政策に抗議し、一九九〇年末までに四基の原発すべてを廃炉にせよと求め、それが受け入れられなければ「私たちは子どもを産まない」という宣言を政府に突きつけたのである。この運動は地方大学の生物学専攻の女子大生が中心になって始められたという。その署名用紙には、廃炉を求める理由が次のように掲げられていた。「私たちは「原子力」を生命の連鎖を断ち切るような技術と捉えているからだ。原発の操業を許すことは、とりもなおさず死の灰（＝核廃棄物）を生産することにほかならない」。彼女たちの主張はこの一点に集中していた。つまり、事故の有無にかかわらず、原発の存在そのものが反生命的であるという主張であろう。

このフィンランドの女性たちの運動の衝撃が覚めやらぬうちにと、私は日本の女性たちの間でチェルノブイリをめぐる座談会を企画した。事故から四カ月目の九月二日、鶴見和子（社会学者）、浮田久子（平和活動家）、北沢洋子（国際問題評論家）、青木やよひ（フェミニズム学者）、福武公子（弁護士）、竹中千春（国際政治学者）の六人を招き、女性七人で「廃炉に向けて――女性にとって原発とは何か」という主題で座談会を開いた。(4) 論議は事故の状況や影響、女たちによる運動、廃炉への視座などいくつかのテーマに沿って行われたが、今フクシマの原発事故の渦中にあって行われている座談会として読み替えても、ほとんど違和感がないほどである。一九八六年と二〇一一年、「全体主義国」での事故と「民主主義国」での事故という、背景となる時代も社会政治体制も異なるが、座談会で語られた内容は、そうした違いによる落差を感じさせない。それは「原子力・核」が、生命に関わるという本質的な問題を抱えているからであろう。

チェルノブイリは東西の「壁」を越えた

翌一九八七年、私は調査のためにヨーロッパに飛んだ。オランダのアムステルダムでは科学者・NGO共催の「チェルノブイリ会議」に参加した。妊婦へのX線照射が小児ガンのリスクを高めることを一九五〇年代に疫学的に実証したイギリスのアリス・スチュワートをはじめ、カナダのロザリー・バーテル（放射線疫学者）、アメリカのアーネスト・スターングラス（放射線物理学者）、日本の市川定夫（放射線遺伝学者）らが中心となって討論が進められた。少ない情報を如何にして共有していくか、生殖に関する健康被害の実態は如何なるものかといったことが議論の焦点となった。当時はまだ社会主義国と資本主義国という、いわゆる東西陣営の冷戦が続いており、東西の間には高い「壁」が存在していた。それは秘密主義の「壁」でもあり、東側の実態を西側で話すことは身の危険さえ伴う可能性のある時代であった。そのような事情にありながら、東側のポーランドから産婦人科医師の女性がこの会議に参加したことは参加者に驚きと感動を与えた。彼女は、どうやって「壁」を越えてきたかは聞かないでほしいと言った。チェルノブイリ事故による放射能が難なく国境を超えただけでなく、「東西の壁」をも越えさせるほどの大惨事であり、女性たち、医学者たちに大きな衝撃を与えたのだと実感させられる出来事だった。

その女性医師への質問は妊娠異常と母乳問題に集中した。放射能汚染のために乳牛の生乳を捨てる映像は何度か見てきていた。母乳の放射能汚染も当然危惧されることであった。ヨーロッパのいくつかの国では政府が母乳汚染をチェックしはじめていたが、西側諸国によるものであってもそのデータを入手することは難しかった。未曾有の原発事故による広範な生態系の放射能汚染という事態に直面し、生殖の健康に関わる問題はトップシークレットになることをまざまざと見せつけられた旅だった。(5) しかしまた、チェルノブイリ事故を経験したヨーロッパの女たちが「私は変わった」「私たちは変わったのよ！」と異口同音に語る声に出会った、私にとってかつてない体験をした旅でもあった。

彼女たちは、初めて出会う外国からの旅人である私に自分の「心の変化」を語ることで、チェルノブイリの体験を伝えようとしていることが読み取れた。チェルノブイリ以後、安心して呼吸できる空気も、安心して飲める水もミルクも母乳もないような状態の中で生を享けてくる大勢の子どもたちに、思いを廻らしている風であった。〈チェルノブイリ以前、なぜ私たちはそのような重大なこと（つまり「生命」のこと）に考えを廻らすことができなかったのだろうか〉〈チェルノブイリ以後でも専門家や責任ある人たちが決して知らせようとはしなかったこと（「生命」のこと）、それがはっきりと見えてきた〉。彼女たちはそのことを痛切に肌で感じ取り、その思いの中から「私たちは変わったの」という言葉をもって話しはじめるのだった。[(6)(7)]

もちろん、チェルノブイリ事故は直接被害を受けたソ連の女性たちにも変化を与えていた。事故から四、五年経った一九九〇～九一年、私は現地で病気の子どもを持つ母親たちに会ったときにはいつも彼女たちに、「あなたにとってチェルノブイリ（原子力発電所）とは？」と尋ねた。少し前までは、ソ連の人々は社会主義体制で進められてきた「科学技術至上主義」のひとつの象徴である原子力発電所の存在に、恐らくは何も疑問を持っていなかったのではないかと思われた。また、外国人からのこうした質問に答えることには、ためらいがあるかもしれないと思われた。しかし私の質問に、ある人は間髪を入れずに、ある人はじっと考えたのちに、そしてまたある人はまったく屈託なく聞こえるような明るい声で〝ニエット（ノー、要らない）〟と答えるのだった。そして同時にどこに行っても、避難の基準をつくったソ連放射線防護委員会委員長で医学アカデミー副総裁のレオニード・イリイン博士に対する批判的な声が聞かれたことも驚きだった。[(8)]このチェルノブイリ事故の発生と事故後に政府の取った対策は政府に対する住民の不信感を一気に高め、その後のソ連邦の崩壊につながったと見る人々は多い。

当時、チェルノブイリ事故の衝撃は、ヨーロッパを中心に原発政策を変えさせるまでに至っていた。草の根の市民運動の高まりの中で、オーストリアでは完成していた原子炉を一度も動かすことのないまま解体することを決定した。スウェーデンやイタリア、スイスでは、市民は脱原発の政策を取ることを政府に迫り、政府の政策の転換を実現させた。

同じ頃、日本でも若い母親を中心に、「いのち」をモチーフに「脱原発」を目指す新しい運動がいくつも生まれ、原発ノーの声が広がった。大事故が起きる不安を七割もの人が持つという世論調査の結果もあった(9)。一九八八年のチェルノブイリ二周年集会には、二万人の人が東京の日比谷公園を埋め尽くした。だが残念なことに、このときの運動は日本政府の原発推進政策を変えさせるには至らなかった。政府や電力会社は「日本では考え難い」と原子炉の技術的な違いを強調し、ソ連の秘密主義を批判し、根拠のない「安全神話」を繰り出した。その結果、当時三二基だった稼働中の原発は、二〇一一年三月には五四基にまでなっていたのである。たしかにこのことの背景には、二一世紀に入る頃から地球温暖化問題を追い風に、「原発は二酸化炭素を排出しないクリーンなエネルギー」との謳い文句で、「原発ルネサンス」とも称される原発回帰の徴候が世界的に広がりはじめていたことが挙げられる。しかしチェルノブイリの衝撃を薄れさせていったのは、ただ単に時の経過のせいや、まやかしの「クリーンさ」が受け入れられたからだけではなかった。そこには東西の陣営も関係なく、「国際原子力村」と呼ぶべき勢力による事故の影響の過小評価という国際世論の操作があったのである。

3 「国際原子力村」はチェルノブイリ事故の健康影響を如何に評価してきたか

チェルノブイリ事故直後の日本の女性たちによる座談会を紹介した箇所（前節）でも触れたことだが、フクシマを語ろうとするとき、事故を取り巻く状況の多くがチェルノブイリで語られてきたことと恐ろしいほど酷似しているのを私たちは痛切に感じている。たとえば、ウクライナの地方紙記者として情報統制の枠を突破して被災地の取材を行い、その後ソ連邦最高会議議員にも就任し、旧ソ連政府の秘密文書を入手してチェルノブイリ事故の真の原因や政府の情報隠しを追究したアラ・ヤロシンスカヤは、次のように述べている。

子どもたちの健康は心配ない――この言葉は、権力を持っている者たちがチェルノブイリ事故について触れるときに、安心させるあらゆる言葉の中で最も愛用している言葉のひとつである。私は何十回となくそれを聞いた。それは実にさまざまな任務に就いている実にさま

ざまな人々の口から自動的に出てきた。しかも、その大部分は高い地位にある医学者たちから。(10)

この言葉もまた、フクシマ後のことを語っているかのようである。

国際原子力村——とりわけＩＡＥＡ（国際原子力機関）について

フクシマ原発事故以降、日本では原子力推進のための政・官・産・学の長年の癒着ぶりが「原子力ムラ」という形で批判的に報道されるようになった。原発事故の可能性に関わる「安全神話」や、経済性の問題などさまざまな情報が「原子力ムラ」の人々によって歪められたり、隠されたりしてきたことが、主な問題点として指摘されている。この構図はもちろん日本国内だけの問題ではなく、国際的にも存在している。私たちはそれを「国際原子力村」と呼ぶ。私たちの知る旧ソ連の研究者たちはその勢力を「原子力ロビー」と呼んでいる。

チェルノブイリにおいて特に重要な問題は、「国際原子力村」による放射線健康影響に関するもうひとつの「安全神話」と言えよう。「チェルノブイリでは、小児甲状腺ガンを除けば、放射線による住民への健康被害はない」というような、放射線の影響を過小評価する内容のものである。この過小評価の問題は特にチェルノブイリ以降に開始されたものではなく、ヒロシマ・ナガサキの原爆被爆者の健康影響、あるいは原子力産業で働く労働者の健康をめぐる科学論争など、〝核時代〟当初からの歴史を経てきている問題である。本書ではチェルノブイリ以降の問題を扱っているが、原爆開発から第二次世界大戦後を経てチェルノブイリの初期に至るまでの放射線被曝防護基準をめぐる国際的な歴史的経緯については、中川保雄の『放射線被曝の歴史』(11)に詳しい。中川は、「放射能の恐さや放射線被曝の危険性に関する公的なあるいは国際的な評価は、核兵器を開発し、それを使用し、その技術を原発に拡張した人々と、それらに協力してきた人々によって築き上げられてきた」のであり、「一般には通用しないようなやり方で、放射線被曝の危険性とそれによる被害を隠し、あるいはそれらをきわめて過小に評価することによって、原子力開発は推し進められてきたのである」と述べているが、まさにチェルノブイリ事故の健康影響評価はそのような道筋をたどってきた。

チェルノブイリ後に顕著であったのは、ＩＡＥＡや旧ソ連の政治家・科学者、日本の科学者(原爆影響研究者)、アメリカの軍事・原子力エネルギー産業界などとの結びつきである。ＩＡＥＡは、一九五三年にアメリカのアイゼンハワー大統領が行った“Atoms for Peace”(一般的には〝核の平和利用〟と言われる)を具体化する国連関連機関のひとつとして五七年に設立された「平和な核テクノロジーの推進」を目標に掲げる「原発推進機関」である。時には、平和利用であるはずの核が軍事利用されていないかを調査するために「核査察」を行うこともある。

チェルノブイリ事故における大きな問題は、この原発推進機関であるＩＡＥＡが、事故の解析、炉の安全性といった技術的問題だけでなく、事故で放出された放射性物質による環境影響や健康影響の評価についても一貫して主導していることである。本来ならば国連の中で健康に関する事項はＷＨＯ（世界保健機関）が担うべき課題のはずであるが、今日に至るまでＩＡＥＡがその主導権を握っていることが、チェルノブイリ事故の影響を世界に正しく伝えられていないことの大きな原因と言える。

かねてから指摘されていたことだが、日本ではフクシマの事故後に、原発推進の省庁である経済産業省の中に規制機関である原子力保安院が所属していることの問題点があらためて浮き彫りにされた。事故後、ＩＡＥＡも、推進と規制の機関が同じ省庁にあるという日本の状態は望ましくないと述べたことは、記憶に新しい。しかし「望ましくない」というその言葉は、原発推進機関である組織が原発事故による放射線の健康影響評価を同時に主導しているＩＡＥＡ自身にも向けられるべきであろう。チェルノブイリ事故をめぐり「公式」とされている健康影響評価とは、そのような体制の中で進められてきたものであることを前提にしなければならない。

私たち（綿貫、吉田）は、ソ連政府およびＩＡＥＡやＷＨＯ等の国連諸機関内に生じているチェルノブイリの健康影響評価をめぐる問題、ひいてはその背景となっている国際政治について、『未来世代への「戦争」が始まっている──ミナマタ・ベトナム・チェルノブイリ』(12)の中ですでに詳しく報告しているが、本節ではそれ以降の問題も含め、事故直後からの問題をあらためて時系列的に見ていくこととする。もちろんここでその問題のすべてを網羅しているわけではないが、ここに述べる歴史を概観するだけでも、チェルノブイリの健康影響をめぐる二五年が、「公式見解」「科学的見解」とは何なのかを問い、それがとりもなおさず「科学」を問うことにつながっているのが見えてくるのではないかと思う。この歴史がフクシマで繰り返されないよう、私たちは心しなければならない。

(1) 事故直後から——ソ連政府とIAEAの蜜月ぶり

チェルノブイリ事故が起きた当初、ソ連政府は事故発生そのものについて口を閉ざしていた。しかしスウェーデンのフォルスマルク原発で異常放射能が検知されたことを端緒に、「原発事故」という事態の発生と、その発生源がソ連の原発であるらしいことが推測された。世界各国からの問い合わせによりソ連政府も事故の事実は認めたが、当初は単に「事故が起き、原子炉一基が破損した」という素っ気ない報告にとどまっていた。日本での新聞報道は事故から四日目、一九八六年四月二九日が最初である。こうして、事故の詳細はわからない中で、それが大規模であることは徐々に明らかになっていく。

当時のＩＡＥＡ事務局長ハンス・ブリックスは、ＩＡＥＡソ連代表部大使オレグ・フレストフを介して四月二九日からソ連政府と密に連絡を取り合った。「各国で原子力エネルギーに対する反感が強まってくることを、ブリックス事務局長は非常に心配していた」という。ソ連政府、ＩＡＥＡのみならず、原子力を推進している各国大使の意見は、「原子力利用の発展のために世界がパニックになることを防ぐ」という一点で一致していた。フレストフはそのことを確認し、「原子力発電所を持つ国々の指導者には、この事故で大騒ぎになると、反対勢力を勢いづかせ、自分たちも政治的に不利になるという危惧感がある」と理解したのである。[13] ブリックスはモスクワに飛び、さらにチェルノブイリ原発を視察するなど矢継ぎ早に行動し、チェルノブイリ事故をめぐる初の国際検討会議をＩＡＥＡ本部のあるウィーンで八月に開催することを決定した。東西冷戦がいまだ続く中、西側諸国の経済サミット会議が事故直後の五月に東京で開かれていたが（Ｇ７先進国首脳会議）、このサミットでは「正しく管理された原子力は、エネルギー源として今後も幅広く使用されるだろう。安全性や核事故に関わる国際協力の改善に向けてＩＡＥＡが取り組む作業を歓迎する」といった宣言が採択された。原発を推進していた国のそれぞれが、「パニックを防ぐ、事故を小さく見せる、原子力エネルギーに対する反対勢力を勢いづかせない」ことで概ね合意し、その役割の中軸をＩＡＥＡが担うことになったのである。

八月に開かれたＩＡＥＡ国際検討会議ではチェルノブイリ事故の原因に関する議論が中心となったが、その内容は、もっぱら「運転員の規則違反」という責任転嫁に終始した。各国代表らによる膨大な数の質問の中には、のちに明るみに出された原子炉そのものの欠陥に関する質問もあったが、ブリックス事務局長の〝計らい〟で、ソ連代表団はこの質問には答えずに済んだ。アメリカ代表団は独自の思惑から、炉の欠陥を追及する質問すらしなかった。「国家としての失策を隠し、事故の影響を極力小さく見せたいソ連政府の思惑、アメリカの外交戦略、そして原子力利用を推進する各国の利益を代表するＩＡＥＡの立場。こうした政治的思惑が複雑に交錯した舞台裏の駆け引きによって、このとき、世界はチェルノブイリ原発事故の真実を知る絶好の機会を失ったのである(14)」。この年の一一月には、ブリックスは早くも「火力発電が排出する二酸化炭素は環境を守る上で問題である。〝温室効果〟は理論の問題ではなく現実のものとなっている」と二酸化炭素排出問題における原発の〝優位性〟を強調するという〝先見性〟を発揮している(15)。

一方日本では、この事故からほぼ一年後に原子力安全委員会の事故調査特別委員会（委員長、都甲泰正東京大学教授）による報告書をまとめた(16)。ここでは、このような大事故は「日本では起こり難い」「わが国の軽水炉の格納容器は安全評価に用いている値を相当上回る大量の水素発生時にも機能が維持できると考えられる」「ソ連事故のように広範囲の住民が避難しなければならない事態は考えられない」「現行の安全規制、防災対策を変更する必要はない」といった、原子力ムラの主張が繰り広げられている。

生涯被曝許容線量――七〇年三五〇ミリシーベルト

住民への放射線防護対策として、ソ連政府はバスを配備し、事故の翌日から原発労働者の街、プリピャチなどの近隣住民を避難させ、その後原発から半径三〇キロメートル圏内の住民を一〇日ほどかけて避難させている。しかしその直後（五月八日）、ソ連保健省は一般人の被曝許容基準を一〇倍に引き上げた。[17] この数値は暫定基準として年一〇〇ミリシーベルト（外部・内部被曝の合算）とするものである。その後、放射線防護基準は暫定基準のまま、一九八七年には年三〇ミリシーベルトに、八八年には年二五ミリシーベルトに改訂された。[18]

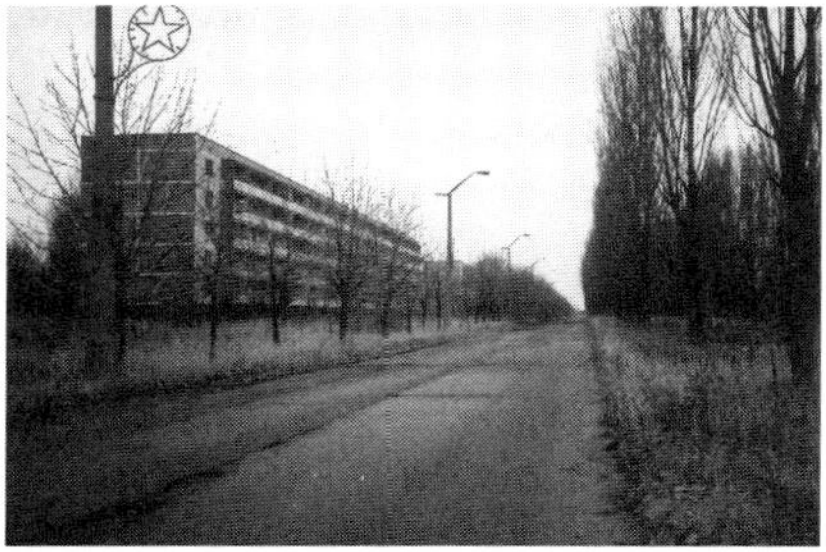

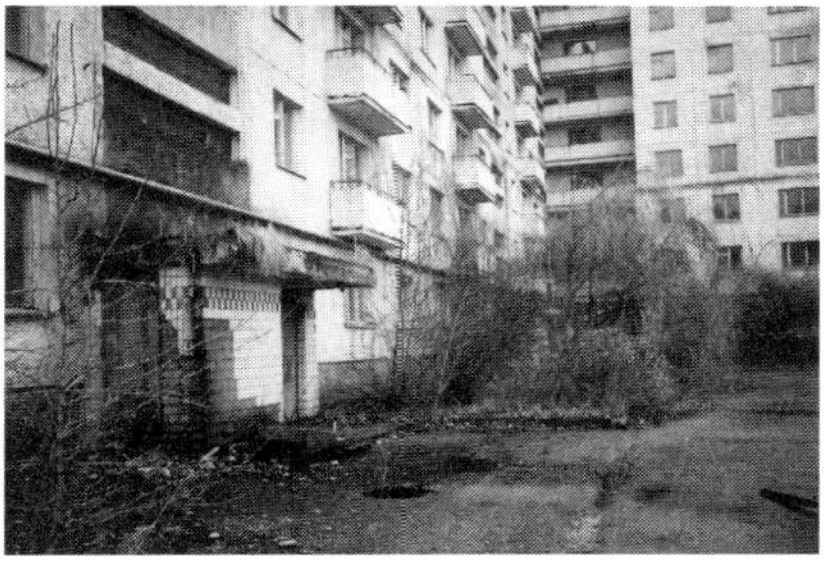

原発労働者の街だったプリピャチ市。

一九八八年末、ソ連放射線防護委員会は、これら一年当たりの暫定基準から生涯被曝線量という概念を導入し、生涯を七〇年として三五〇ミリシーベルトまでを許容するという生涯被曝許容線量を勧告、九〇年初頭からこれを採用することにした。この値には事故

図1　チェルノブイリ事故による放射能汚染地図
(200km以上離れた地域にも、強制避難地域と同じくらいの汚染があることが判明した)

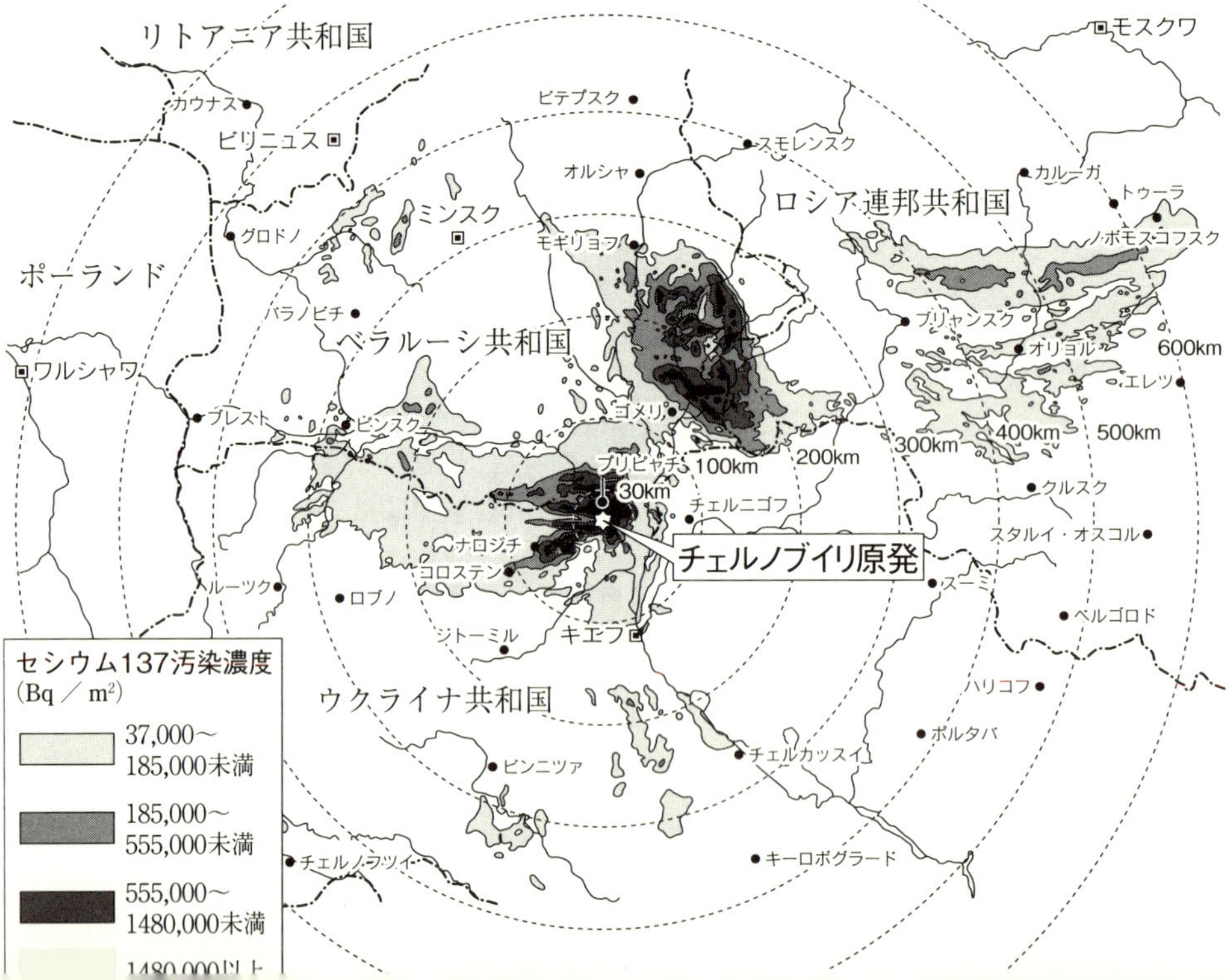

当初からの被曝線量も含むとされた。その生涯被曝許容線量との関連があってのことであろう、八九年になって初めて汚染地図が住民に公開された（図１）。地図の公開により、原発から二〇〇キロメートル以上離れた地域にも強制避難区域と同程度の高汚染地域があり、それらの住民は何も知らされずに三年間を過ごしていたこと、あるいは高汚染地域から避難したはずがより高い汚染地域に「避難」していた住民も存在していたことなどが明らかになった。

こうして二七〇キロメートル以上離れたベラルーシの二〇の村の住民にも、新たに避難命令が出された。七〇年で三五〇ミリシーベルトの被曝量を単純換算すれば、年五ミリシーベルトとなる。国際放射線防護委員会は、チェルノブイリ事故の前年（一九八五年）のパリ声明で、一般公衆の被曝限度を年一ミリシーベルトに改めていたばかりであった。そのため、年五ミリシーベルトは高すぎるという住民の声が、遅すぎる汚染地図の公表への怒りの声とともに、政府に対する怒りと批判と不満の声として激しさを増していった。そのためソ連政府は、当初一平方メートル当たり一四八万ベクレル以上の汚染地域を強制避難の対象としていたが、その後汚染地域を五五万五〇〇〇〜一四八万ベクレル未満と、三万七〇〇〇〜五五万五〇〇〇ベクレル未満という区分けを加え三段階に分けた。ベラルーシとウクライナは独自の基準を設け、五五万五〇〇〇ベクレル以上の汚染地域を避難対象地域とした（汚染地域の定義と人数などは本書六七頁の表１・２参照）。

生涯線量三五〇ミリシーベルトの基準を策定した中心人物は、ソ連放射線防護委員会委員長で医学アカデミー副総裁のイリイン博士であった。三五〇ミリシーベルト基準はソ連内の学者の間で賛否両論を招いた。しかしこうした論争に対してイリイン博士は、国内外でこの基準を支持する者がいると言ってはばからなかった。「女性ネットワーク」の第一回調査団として現地に赴いた一九九一年の三月、私（綿貫）はイリイン博士にインタビューする機会を得、三五〇ミリシーベルト基準について問うてみた。彼は黒板に向かい、いかにこの基準が科学的データに基づくものかを滔々と説明した。科学上「理に適っている」と言うのである。子どもたちのこれからと未来世代への影響はと問うと、「甲状腺ガンはもしかしたら二～三倍程度増えるかもしれないが、その程度です。もう放射性ヨウ素の汚染も消えているので大丈夫です。他のいかなる病気も増加することを見込む根拠はありません」と言い切った。そしてこの三五〇ミリシーベルト説を支持する海外の研究者として、特に「日本のヒロシマの放射線専門家も支持しています」と広島放射線影響研究所（以下「放影研」と略す）の重松逸造理事長（当時）の名を挙げた。当時、重松氏を委員長とするＩＡＥＡのチェルノブイリ調査が進められていたのである。「まもなく発表される重松博士らＩＡＥＡの国際諮問委員会の報告が、みなさまの疑問を解いてくれるでしょう」、イリイン博士はそう語って話を締めくくった。[19]

(2) 五周年（一九九一年）の「健康影響評価」――ソ連政府の対策をIAEAに評価してもらう

事実、ソ連政府は研究者や住民の批判の高まりを受けて、一九八九年一〇月、IAEAに対して正式に次のような要請を行った。すなわち、「チェルノブイリ事故後、放射能汚染の影響を受けた地域で、住民が安全に生活できるようにソ連が展開させた概念、ならびに住民の健康を守るためにこれらの地域で実施された措置の効果に関する国際的な専門家の評価」を実施してほしいという要請である。住民の避難基準などソ連政府による事故対策の妥当性をIAEAという「第三者」に評価してもらい、「お墨付き」を得ようというものである。政府の発表に対し、もはや国民はそれを信用しないという状況に陥っていたからである。

この要請を受け、IAEAが立案したのが「国際チェルノブイリ計画」である。この計画の目的は、「チェルノブイリ事故で被害に遭ったソ連各地の放射能汚染と健康影響の把握状況を検証し、住民の防護対策を評価する」ことにあった。その実行機関としてIAEAは国際諮問委員会（以下「諮問委員会」と略す）を組織した。この諮問委員会の長を任されたのが、上述した放影研の理事長、重松逸造氏である。放影研は、戦後アメリカ軍がヒロシマ・ナガサキの被爆者への放射線影響調査機関として設立した原爆傷害委員会（ABCC）を引き継いで、米エネルギー省と日本の厚生省（当時）の所管のもと両国政府が予算を折半する形で一九七五年に設立された機関であり、現在も被爆者の放射線影響研究を続けている。放影研の研究結果は放射線の人体影響に関する「基本データ」となっており、上述の放射線防護基準の改訂にも影響を与えている（しかし放影研の研究に対しては批判的見解が数多くあり、私たちもそうした批判的立場に立っている）。

諮問委員会の報告書は一九九一年五月に公表されることになっていた。私たちはその一〇日ほど前に、ベラルーシのミンスク小児血液病センター所長オリガ・アレイニコワ博士を日本に招待した。東京での公開シンポジウムだけでなく、広島でもシンポジウムを実施し、子どもたちの健康状態の実態について報告してもらった。要旨は、「白血病の子どもの増加傾向があるし、発症年齢が若年化している。汚染地域では甲状腺の異常が増えている。ガンについては、まだ五年では全体像は捉えられないが、臨床医としての実感として、その変化を肌で感じている」というものであった。そして私たちはこの機を捉えて、アレイニコワ博士とともに広島放影研を訪れ、重松理事長との討論を実現させた(20)。すでに諮問委員会の草稿は完成済みの時期であった。アレイニコワ博士は自分のデータを示しながら、〝肌〟で感じている子どもたちの発病傾向の異変について熱心に訴えた。しかしこれに対する重松理事長の応答は「IAEAの調査団も大変詳しく調査しましたが、何もありません。［汚染地域と非汚染地域とは］何も差がありません。甲状腺ガンはそんなに早くは出てきません。［アレイニコワ博士の示した］データは本当でしょう。でも理由はチェルノブイリだけとは言えないでしょう」というものであった。

国際諮問委員会報告書

一九九一年五月二一日、諮問委員会による調査結果の報告がウィーンで行われた。諮問委員会にとって「ヒロシマ」は放射線影響という点での「権威づけ」であったが、汚染地域の住民にとってはこの「ヒロシマ」の研究者による評価は大いに期待を持たせた。しかしその期待は、まったく裏切られることとなった。

世界に発信された諮問委員会報告書の結論は、「放射線被曝と関係するいかなる健康障害も認められない。放射線による生物学的影響よりも心理的影響が顕著」というものであった。調査した子どもたちは「一般的に健康」で、甲状腺への吸収線量の推定値から見て「将来、統計的に検出可能な甲状腺腫瘍については、発生率の増加をもたらすかもしれない程度」という表現に留まった。そして「現在受け入れられている放射線リスク評価」に基づけば、大規模な長期疫学的調査を実施したとしても、ガンまたは遺伝的影響の自然発生率の増加を放射線の影響として識別することは困難であろうと結論づけた。つまり、放射線の影響かどうかがはっきりとわかるほどにガンや遺伝的影響が現れることはないだろうという結論であった(21)。しかし、その調査の対象から、事故処理作業者や高汚染地域の住民などリスクの高い人々は外されていたのである。ところがこのような調査対象の偏りに対して批判を受けても、「ソ連政府が依頼した内容を評価しただけ」というのが諮問委員会の姿勢であった。

一方、この報告書の中には、ソ連政府が取った移住や食品への規制は「その範囲をもう少し緩和すべきであった」と、ソ連政府の対策を厳しすぎるとみなす評価すらあった。調査対象となった住民の内部被曝の推定評価線量はソ連政府よりも諮問委員会の方が低く、それに基づいて「食品の規制が不必要に行われたようである」という評価がなされた。食品の消費禁止の社会的影響は、コストを含め、規制によって避けられる線量に不釣合いだった、というのである。また、健康や社会経済的影響を考慮に入れた場合には、現在の移住基準の緩和策もあるが、より好ましい代替策として「食品に関する基準の緩和を検討する必要がある」とまで述べている。

ソ連政府は自らの対策の正当性を評価してもらうために、健康への影響が認められそうなリスクの高い人々への調査は要請せず、諮問委員会もその問題点には踏み込まなかった。ところが一方で諮問委員会は、「ソ連政府の移住や食品規制基準は厳しすぎた」という形で踏み込んだ評価を行った。この姿勢は重視されなければならない。

この報告が発表されたウィーン会議に参加していたベラルーシ、ウクライナの医師・科学者からは、「「国際チェルノブイリ計画」の結論を最終的なものとみなすことはできない」と直ちに抗議の声が上がった。(22) 以来、IAEAと、それに対立する科学者たちの「健康影響評価」をめぐる論争は今日まで続いている。その端緒に日本の原爆影響の専門家が深く関わったという事実は看過できない。そのことが、フクシマ後の低線量放射線の影響をめぐる対立にもつながっているのである。

(3) 一〇周年（一九九六年）の「健康影響評価」と「人民法廷」

五年目の報告が出されたその年の暮れ、東側陣営の雄であったソ連邦は、あっけに取られるような形で崩壊した。連邦を構成していた一五の共和国は独立し、被災した人々はチェルノブイリ事故による放射線被害や社会的混乱に加えて、「ソ連邦の崩壊」という思ってもみなかった事態にさらされ、社会経済的状況はますます混乱した。そのような中で、一九九二年の九月、科学誌『ネイチャー』にベラルーシの保健大臣による「ベラルーシの小児甲状腺ガン急増」という短い論文が掲載された(23)。WHOの専門家チームも同様の報告を行い、事故のとき胎児であった子どもにも甲状腺ガンの発症があることが初めて報告された(24)。実際には九〇年頃から増加の兆しはあったのだが、九一〜九二年にははっきりとした形で現れていた。しかも事故のとき五歳未満だった子どもの甲状腺ガンはその後も著しい増加を見せた。しかし原爆被爆者の甲状腺ガンの場合には一〇年ほどの潜伏期を経て出てきていたという事例から、当初は診断技術の進歩やスクリーニング効果による「みせかけの増加」ではないかといった反論が、日本も含め各国の専門家から出されていた。潜伏期が短すぎるというのである。だがベラルーシの高汚染地域であるゴメリ州では、小児甲状腺ガンの発生率は事故前と比べ五〇倍にも達しようという勢いであった。この事実によって、ついに九五年、WHOとベラルーシ、ウクライナ、ロシア三カ国の保健省による国際会議において、事故後に発生した小児甲状腺ガンは「チェルノブイリの放射性降下物(主に放射性ヨウ素131)によるもの」と認められたのである。[25]

翌一九九六年四月には、IAEA、WHO、ヨーロッパ委員会(EUの行政機関)のジョイント国際会議「チェルノブイリ後一〇年」が開かれ、そこでIAEAもようやく、事故発生時に子ども(〇~一四歳)であった人々の甲状腺ガンの多発がチェルノブイリから放出された放射能に起因していることを認めた。そしてその評価は「小児甲状腺ガンは、事故のとき胎児であった人々も含めて多発しており、他の組織への転移も早いことが確認された。しかしその他に特別な健康悪化の頻度が増加したということはない。たとえ起こっていたとしても、それは放射線の影響ではなく、心理的ストレスや社会的状況の不安感に起因する問題である」と結論づけられた。[26]

「人民法廷」はIAEAや原子力産業を「有罪」に

一方、同時期(一九九六年四月一二~一五日)に同じウィーンで、市民によるもうひとつの会議が開かれた。チェルノブイリ国際医学委員会を組織しているカナダのロザリー・バーテル(放射線疫学者)らが提起した「人民法廷」である。一般に人民法廷(または民衆法廷)とは、市民やNGOなどが特定の問題について有識者を集め、刑事裁判の形式で論じるものであり、哲学者バートランド・ラッセルがベトナムにおけるアメリカの戦争犯罪を裁くために設立したラッセル法廷のやり方に従ったものであるとされている。特に人権に関わるような構造的問題が取り上げられ、チェルノブイリの犠牲者たちの場合は、その被害を認められず基本的権利が守られていない状態にあるという観点から審理に適うと受け入れられ、開廷された。

しかしチェルノブイリ事故については「被告」を特定することが困難であるとして、人民法廷はICRP（国際放射線防護委員会）、IAEA、国連のチェルノブイリに関連する機関（OCHA〔国連人道問題調整事務所〕など）、WHO、そしてEUの各機関に訴状を送達した。それぞれの機関の代表は「出廷」はしなかったが、国連はチェルノブイリに関する総会の最新決議を送り届け、IAEAは「一〇周年会議のため出席できない」との返答を出した。WHOは結果の通知を希望し、OCHAは自分たちの資料を送付した。

この法廷に出廷した科学者らが住民の健康影響に関して「証言」した主な内容は次の通りである。

・甲状腺ガンのほかにも、甲状腺機能低下症を含む他の甲状腺疾患、および血液の異常、小児糖尿病、免疫系疾患などが多発している。
・妊娠八〜一五週での胎内被曝により、精神発達遅滞が起こり得る。
・多様な先天的異常（手足、目、耳などの先天性身体障害）が発生している。

「証言」はこのように、IAEAの結論とはまったく異なるものであった。

人民法廷は「判決」において、IAEA、各国の原子力委員会、原子力産業を支持する政府を「有罪」とした。その理由は「虚偽や威嚇や金銭の非倫理的使用によって核エネルギーを推進しようとしたこと」「原子力事故の犠牲者に対し、彼らの苦しみを傲岸に否定し、犠牲者の基本的権利を侵害したこと」などであった。またICRPに対しては「その政策は、潜在的な犠牲者の防護を目的とする代わりに、明らかに原子力産業によって扇動されている」としてこれも「有罪」とした。そしてそれらに加え、原子力信奉者からの圧力に直面して、自らの専門性の名誉を守るために立ち上がろうとしない科学界の人々をも非難した。(27)

このように、事故発生から一〇年が経ち、小児甲状腺ガンの増加についてはやっとチェルノブイリからの放射性物質の影響であることが認められたものの、健康被害全般の評価に関しては、IAEAを中心とする科学者とそれに対立する科学者たちとの主張の違いが一層はっきりしてゆくのであった。

OCHA（国連人道問題調整事務所）の提起が生んだ国連内での波紋

この人民法廷の「判決」を受けた翌一九九七年四月、OCHAはモスクワで「チェルノブイリ・アンド・ビヨンド」という国際セミナーを開催した。セミナーにはIAEA、WHO、ユニセフ

（国連児童基金）、ユネスコ（国連教育科学文化機関）などの国連機関とロシア、ベラルーシ、ウクライナ三国の政府関係者、科学者らが出席した。このセミナーの報告書には、名指しはしないものの、ＩＡＥＡやそれを支持する人々のこれまでの姿勢に対する批判的な論調部分がある。いわく、少し前までは甲状腺ガンの増加という被災国の科学者からの主張に対し多くの医学者たちは反駁していたと。いわく、予想されていたよりもガンの潜伏期はずっと短かったと。こうした実例を挙げて、「われわれは科学的経験主義に陥って、為すべき支援を遅らせてはならない」と述べている。そして小児甲状腺ガン以外の健康影響については今も論争があるものの、健康被害が「放射能汚染に直接起因するか否かにかかわらず」被災地でのヘルスケアの強化と病気の予防、発見、治療の改善に向けた努力をすべきであると勧告した。[28] この勧告を受けて国連は六〇余りのチェルノブイリ関連の人道プログラムを作成し、加盟国や国際ＮＧＯに財政的援助を求めた。

二〇〇〇年には、ＯＣＨＡの報告書「チェルノブイリ―今も続く惨事」が公表された。その序文でコフィ・アナン国連事務総長（当時）は、「七〇〇万人以上が苦しみ、三〇〇万人の子どもたちが治療を必要としている。深刻な医学的状況に至ってしまうであろう人々の総数は、どんなに早くとも［事故三〇年後の］二〇一六年まではわからないだろう」と述べた。報告書の中では「比較的低レベルの被曝でさえも、甲状腺機能低下症や甲状腺機能不全症候群を発症させ得ることを示唆する証拠が見出されている。心臓および腎臓の異常も、チェルノブイリから放出された放射

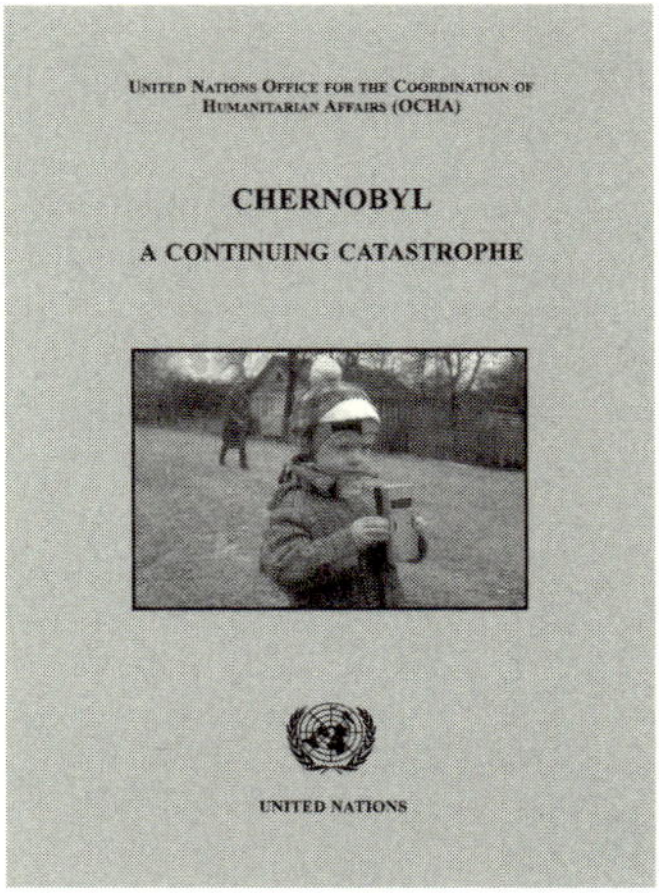

OCHAの報告書「チェルノブイリ—今も続く惨事」（2000）の表紙。

性物質に由来することを示唆する証拠が明るみに出てきている」といった知見も報告された(29)。

この報告書が出されて二カ月後、UNSCEAR（原子放射線の影響に関する国連科学委員会）は「チェルノブイリ原発事故の医学的影響」(30)というタイトルの報告書をまとめ、国連総会に提出しているが、その内容はOCHA報告書とまったく逆というようなものとなっている。その結論は、チェルノブイリの健康影響について「小児甲状腺ガンを除けば、放射線被曝を原因とした一般住民への目立った健康影響を示す証拠はない。大多数の住民は、今後も放射線による深刻な健康影響を被ることはないだろう」というものである。それだけでなく、UNSCEAR委員長のL・E・ホルムはOCHAの「チェルノブイリ—今も続く惨事」の内容が非現実的で被災者の恐怖を煽るだけであり、国連機関が科学的に事実無根の内容を発表するのは由々しきことであるとする抗議文を事務総長に提出した。そして同内容の文書を科学誌『ランセット』に投稿した(31)。IAEAはすぐさま「UNSCEARの見解はわれわれの一〇年目の結論と同じである」とプレスリリースを発表した。

ところが今度はＵＮＳＣＥＡＲ報告に対する批判が国連に届けられることになる。ベラルーシの科学者グループが「ＵＮＳＣＥＡＲ報告は不完全である。ベラルーシからの報告の解釈に歪曲がある。われわれはＵＮＳＣＥＡＲが検討していない科学的データを提出する用意がある」とのアピールを国連総会に提出したのである。[32] ウクライナ放射線医学研究センターも独自の報告書を国連に提出した。同センターは、「ＵＮＳＣＥＡＲ報告は被災三カ国の学者の論文や国際会議の報告、膨大な数の研究結果を完全に無視している」とＵＮＳＣＥＡＲの研究姿勢を非難した上で、甲状腺ガン以外の子どもの健康影響について、「ＵＮＳＣＡＥＲ報告書は自然流産と早産の頻度、死産率、周生期死亡率、先天的発達障害の頻度といった指標しか分析しておらず、その他の影響はそもそも検討されていないのであるから、本質的な限界がある」と批判した。そして、子どもの健康影響には、免疫系や代謝異常、事故時の胎内被曝による精神発達遅滞が認められるだけでなく、内分泌障害により将来、生殖機能障害に至るリスクも負っていると報告した。[33]

(4) 一五周年（二〇〇一年）の「健康影響評価」

事故から一五周年となる二〇〇一年、ウクライナの首都キエフでは二つの会議が開かれた。ひとつはＩＡＥＡと被災三カ国政府主催の「チェルノブイリ事故後一五年―その教訓」（四月）であり、もうひとつはウクライナのＮＧＯ「チェルノブイリの医師」協会がＷＨＯとの共催で開いた「チェルノブイリ事故の健康影響―一五年のフォローアップスタディの結果」（六月）である。私たちが参加したのは後者の会議であったが、この会議にもIAEA、WHO、UNSCEAR、OCHAが肩を並べて出席した。この会議は「チェルノブイリの医師」協会が主催団体のひとつであったことが大きかったのであろう、報告では低線量被曝の影響について異なる意見の発表があったり、正面からIAEAやUNSCEAR報告を批判するという発表もあった。健康の悪化が「放射線の影響とはっきりわからないにしても、チェルノブイリ事故の影響であることには疑いがない」といった発言も聞かれた。

それは会議の決議文にも反映されていた。決議文は、「小児甲状腺ガンのほかに、事故後一五年でガン以外の他のタイプの健康影響が現れているようであり、それは主に精神神経系および心血管系の病気である。事故処理作業者の健康状態は悪化しており、労働不能に至る者が増加している。子どもたちの健康障害、妊婦の合併症の増加、出生率の減少、新生児の健康の質の低下といったことが見られている。これは、チェルノブイリに固有のさまざまなファクターが影響しているかもしれない」としている。放射線とそれ以外のファクターも含めて考察されているということであり、「ストレスの影響が大きい」といった表現ではない。しかしこの決議文をめぐっては、実はUNSCEAR代表との間で丁々発止のやりとりがあって彼らの原案を変更させたのだと、会議の組織委員長を務めた「チェルノブイリの医師」協会代表のアンゲリーナ・ニャーグ教授

（一七四頁参照）からのちに聞かされた。

IAEAとWHO（世界保健機関）のオカシナ関係

一方、二〇〇〇年頃からはチェルノブイリの健康影響をめぐるIAEAとWHOの関係に焦点を当てた批判がヨーロッパのNGOなどから出はじめていた。国連諸機関の中で、健康問題については本来WHOが担うべきであるにもかかわらず、チェルノブイリの健康影響に関してWHOは当初から積極性に欠けており、ずっとIAEA主導が貫かれていた。これについて、IAEAとWHOが一九五九年に結んだ同意書に原因があるのではないかと指摘されていた。その同意内容とは「一方の当事者は、他方にとって実質的な利害関係を有するような課題での活動やプログラムを開始するときには、他方の当事者に相談しなければならない」というもので、この同意事項によってIAEAはチェルノブイリ事故の健康影響に関してWHOの本来あるべき活動を縛ってきたというのである。[35] 批判の高まりに対してWHOは二〇〇一年にウェブサイト上で「この同意はWHOをIAEAに従属させるものではない」と釈明の文書を出すに至った。[36] 釈明せざるを得ないこと事態が異例であろう。しかしこの関係は、その後さらに進展したようである。二〇一一年九月一八日の『毎日新聞』の記事によると、WHOは一九八八年には原発事故の際にIAEAが対応の先頭に立つことを明記するなどした新たな二つの条約（一九八六年の「原子力事故早期通報・援助二条約」。WHOは八八年に批准）をIAEAと締結、二〇〇五年には化学物質・放射性物質で汚染された食品の輸出入問題でもIAEA主導が追加されたという。そして二〇〇九年には、ついにWHOから放射線の健康被害に関する専門部局を廃止し、財政難を理由に今後も復活する予定はないという。「国際原子力村」の中にあったWHOは、いまや放射線の健康影響に関わることすら封じられたということだろうか。

(5) 二〇〇三年、国際会議「チェルノブイリの子どもたち」開催される

二〇〇二年、UNDP（国連開発計画）とユニセフはOCHAとWHOの支援を受けて「チェルノブイリ原発事故の人間に及ぼした影響―復興への戦略」という報告書を発表した。この報告書作成のために創設された国連のミッションチームメンバーは六人であったが、上述した「チェルノブイリの医師」協会代表でウクライナ放射線医学研究センター精神神経科のニャーグ教授もその一員として名を連ねている。この「復興への戦略」報告書で注目されるのは、第一に、長期低線量放射線の健康に及ぼすリスクの質や規模については「普遍的な科学的合意は存在しない」と認めていることである。とりわけ子どもと未来世代への健康影響に関する知見の乏しさが認識された。第二に、復興への新戦略として、国際社会にチェルノブイリ被曝者への支援活動を受け入れるよう要請している箇所で次のような考えを示していることである。すなわち、現在世界中

で四〇〇基以上の原発が操業する中、国連においてはこれまで、原発施設内をはるかに超えて生態系に異変をもたらし、かつ周辺住民の身体に深刻な放射能汚染をひき起こすような事故が生じる可能性を非常に小さく見積もっていた、しかし、すべての技術がそうであるように原発もまた、「事故や攻撃からの絶対的安全性を保証することはできない」と認めていることである。[37] この報告書の作成にはIAEAが関与していないことから、このような踏み込んだ表現がなされたのではないかと考えられた。そしてこの「復興の戦略」というプログラムの枠内で、二〇〇三年六月には、子どもの健康影響のみをテーマとする画期的な国際会議「チェルノブイリの子どもたち」（以下「子ども会議」と略す）がキエフで開催された。Ⅰ章で示したように、私たちもこの会議に出席し、報告を行った。

「子ども会議」では、まず実際に起こっている被害を認め、それを最小化するための対策を取りつつ、並行して放射線の影響を見極めるための研究を続けることが提唱された。会議では、子どもと未成年層の、①健康に関する長期モニタリングの評価、②放射線の確率的影響と非確率的（確定的）影響およびゲノムの不安定性、③甲状腺の腫瘍および非腫瘍性の疾患、④精神障害と心理・社会的問題、⑤食品に関する放射線衛生学、⑥被災三カ国での心理・社会センターの活動経験の交換、⑦医学および心理・社会的リハビリテーション戦略の討論、というテーマに沿った報告が行われた。こうした視点はフクシマにとっても非常に参考になるものではないだろうか。

会議での報告、討論を受けて、事故から一七年経過した時点での子どもたちの健康状態については、次のようにまとめられた。(38) なお、確率的影響とは、ガンや遺伝的影響など、一般に被曝線量に比例した形で障害が現れるとされる影響を指し、非確率的（確定的）影響とは、ある程度の線量（閾値）以上被曝しないと障害が現れないとされている影響を指している。

・確率的影響――事故時に子どもあるいは未成年層であった人々の、ガンを含む甲状腺の腫瘍の増加は放射線誘発性の病理である。汚染地域に住んでいる子どもたちに他の腫瘍の増加が見られているが、この理由については不明でさらなる調査が必要である。

・非確率的影響――汚染地域に住む子どもと未成年層にガン以外の甲状腺疾患（自己免疫性甲状腺炎、甲状腺機能低下症）の増加が認められた。また放射線の影響下にある子どもたちの間では、免疫、内分泌および神経系の調節障害が認められた。

・その他の健康影響――相対的にクリーンな（汚染の低い）地域に比べて放射能汚染地域では事故から一七年間に次のことが観察された。出生率は低く、死産による周生期死亡率、乳児死亡率が高く、特に先天異常による死亡率が高い。子どもたちの発病率は全体的に増加している。特に神経、精神、内分泌、胃腸、呼吸器、心臓・循環器系の病気が増加しており、疾病障害者となった子どもの数は増加している。

こうした子どもたちの健康状態の悪化は、放射線と非放射線の両方のファクターによるもので、被災三カ国の社会経済的危機による生活の質とも結びついていると、考察された。

また、被曝の状態をカテゴリー別に見ると次のような特徴があると報告された。今後が非常に危惧される内容であった。

・事故処理作業者の子どもでは、神経系の病気、精神障害、先天的疾患、（発生率の低い）稀なタイプの遺伝的異常の増加が見られる。
・事故時に胎児であって胎内被曝した子どもは、慢性的な身体的疾患、甲状腺疾患、精神および行動の異常、ガンを発生するリスクが高い。
・事故時に子どもで放射性ヨウ素131とセシウム137を複合的に被曝した人は、甲状腺の腫瘍および非腫瘍性の疾患を発生するリスクが最も高い。
・将来、甲状腺疾患の増加が予測される。それは被災者の一般的な健康状態の悪化に寄与する。特に事故時に子どもであった女性では生殖健康の悪化に大きく寄与するであろうと予想される。
・放射能汚染地域に住んでいる被曝者は、先天異常および遺伝的疾患の子孫を産むリスクが高くなっている。

この会議にはＩＡＥＡからの代表も参加していた。しかし会議最終日にＩＡＥＡ代表が告げた言葉は、また論議の逆戻りを予感させた。彼は、ほぼ次のような内容の発言をした。「ＩＡＥＡが同席していたからといって、この会議で発表されたことがＩＡＥＡを含めて国際社会が認めたことにはならない。論文が国際的な雑誌で査読を受けて発表されて初めて論議になるのである」と。これは、ロシア語論文は受け入れられないことも意味していた。〝科学〟の世界ではそれは一面正しいことかもしれないが、子どもたちの健康状態は待ったなしの状況なのである。まさに、「実際に起こっている被害を認め、それを最小化するための対策を取りつつ、並行して放射線の影響を見極めるための研究を続ける」という「子ども会議」の提唱は非常に重要である。

(6) 二〇周年（二〇〇六年）の「健康影響評価」――「チェルノブイリ・フォーラム」の設立

残念ながら〝論議の逆戻り〟という私たちの悪い予感は当たっていたようである。二〇〇三年二月、ＩＡＥＡの主導のもと、ＷＨＯ、ＵＮＤＰ、ＦＡＯ（国連食糧農業機関）、ＵＮＥＰ（国連環境計画）、ＯＣＨＡ、ＵＮＳＣＥＡＲ、世界銀行グループ、および被災三カ国政府という大々的構成の「チェルノブイリ・フォーラム」が設立された。そして二〇〇五年九月、チェルノブイリ・

フォーラムはウィーンで国際会議を開き、そこでチェルノブイリ二〇周年に向けた報告書を公表し、その報告に基づいて今後の対策について被災三カ国（ロシア、ベラルーシ、ウクライナ）への勧告を発表した。(39)この報告書で最も注目され世界を駆けめぐった情報は、「チェルノブイリ事故で死亡した人および今後予測される死亡者の総数は約四〇〇〇人である」というものである。史上最大規模の原発事故、七〇〇万人の被災者、という数に比べて四〇〇〇人という予測数は「チェルノブイリ事故の影響は、以前考えられていたよりも被害規模はずっと小さかった」という印象を生んだ。この四〇〇〇人には急性放射線症で亡くなった消防士や原発職員、処理作業者五十数人および甲状腺ガンで亡くなった子ども九人を含んでいるが、これは一九八六～八七年の事故処理作業者二〇万人、高汚染地域からの避難者一一万六〇〇〇人、最も汚染された地域の居住者二七万人など、放射線被曝量の高いグループの人々約六〇万人のみを対象とした予測であった。逆に言えば、その六〇万人しか対象にしなかったということである。対象数が少ないことに対する批判はすぐに起きた。ＷＨＯは二〇〇六年になってその対象を一九八八年以降の事故処理作業者や高汚染地域以外の汚染地域住民にも広げ「九〇〇〇人」という予測数を発表し、ＷＨＯ内の一機関であるＩＡＲＣ（国際ガン研究機関）はヨーロッパ部の汚染地域にもその対象を広げ「一万六〇〇〇人」という予測数を発表した。この死亡者の予測数ひとつを取っても、これら三つの数字のほかに、数万から数十万というような数字を挙げる機関や報告もあるなど、(40)「科学的見解」は一致していなかった。

しかし、問題は死亡者の予測数だけでは、もちろんない。チェルノブイリ・フォーラムの報告書では、チェルノブイリの放射線の影響として、小児甲状腺ガン四〇〇〇件（この数字も旧ソ連圏からの報告より小さい）と事故処理作業者の白血病の増加（ロシアのデータによるもの）を認めたものの、その他の影響は相変わらず認めていない。遺伝的影響については「放射線の影響と識別できるほどの増加は予想できない」とされた。また三カ国の研究者らが進めてきた健康研究は低く評価され、結論へ反映されていない。現に現れている健康被害は貧困や移住によるストレスなどの社会経済的要因・心理的要因が大きいとしているため、今後の対策についての勧告も、健康被害の調査研究よりも貧困対策や心理的なケアといったことが中心となった。三カ国政府は概ねこの勧告を受け入れたため、被災者への救済・補償・健康調査などへの予算の削減が大いに懸念される内容であった。

チェルノブイリ二〇周年会議——対立はますます鮮明に

二〇〇六年四月、ＩＡＥＡ中心の二〇周年の国際会議がベラルーシ（ミンスク、ゴメリ）、ウクライナ（キエフ）で開かれた。これらの会議は「チェルノブイリ・フォーラム」の報告を追認するための会議であった。チェルノブイリ・フォーラム報告書は「先天異常は一九八六年以降、汚染地域でも非汚染地域でも緩やかな増加傾向にある。したがってこれは放射線によるものというよりも、登録が増えたためであり、識別できるほどの遺伝的異常は予想できない」[41]として、それを示すグラフを掲載していた。ところがその論文の著者が、会議の場で抗議の意を表明するという一幕があった。ゴメリでの報告予定を「時間切れ」でカットされたベラルーシ遺伝疾患研究所のゲンナジ・ラジューク博士は、ベラルーシの首都ミンスクでの会議で特別発言し、こう述べた。「チェルノブイリ・フォーラムが掲載したグラフは汚染地域を含む〝州単位〟で比較されたものだが、私のもともとのグラフは汚染地区と対照地区でより細かく比較しており、そのグラフでは事故後の三年間に、汚染地域ではっきりとした先天異常の増加が見られる」。引用されたグラフは、ＩＡＥＡの支援で共同研究を持ちかけてきたフランスチームが比較対照の地域割りを変更して作成したものだという[42]。

ウクライナのキエフでは、ＩＡＥＡが中心となって開いた会議、ユーシェンコ大統領夫人（当時）が中心となって開催したフォーラム "Rebirth, Renewal and Human Development"、そしてグリーンピースなどヨーロッパのＮＧＯやウクライナのＮＧＯが主催する会議という、三つの国際会議が同時期に開催された。ＩＡＥＡ中心の会議場前には抗議の旗が入り乱れた（本書六五頁写真および口絵二頁参照）。チェルノブイリ・フォーラム報告書に対抗してヨーロッパ議会の中の「緑」グループが「チェルノブイリに関するもうひとつの報告[43]」を提出したり、グリーンピースも報告書を発表した。さらに、「チェルノブイリの医師」協会もウクライナ保健省の支援を得て、五月末にもうひとつの国際会議「チェルノブイリ惨事の医学的結果とその克服」を開催した。この会議は、「チェルノブイリ・フォーラム報告書を〝評価〟しなければならない」という目的で開かれたものであり、まさにIAEAとチェルノブイリ・フォーラムが出した結論に対抗する内容の会議であった。この会議での子どもの健康に関するまとめは、同協会が中心になって開いた二〇〇三年の「子ども会議」のまとめ（前項(5)参照）とほとんど変わっていないが、今後の研究と女性の生殖健康について、次のような勧告が出されたのは新しい点であった。(44)

・低線量放射線やその他の技術に由来する環境汚染の生物学的影響に関して、病理形態学的研究を推進すること。「ゲノム不安定性」と「遺伝的特殊性誘発の規則性」と「臨床・免疫学的指標」との間の原因―応答関係の研究を推進すること。

・これから出産を計画している若い女性、妊婦、そして彼らの子孫を、特別な医学遺伝学的管理、医学社会的管理の下に置くこと。

チェルノブイリ・フォーラムの設立とその報告書は、現地研究者やNGOとの距離をますます隔て、両者の対立を一層鮮明にしていた。

(7) 国連チェルノブイリ・アクションプラン（二〇〇八年）は何を目指すのか

国連は、「二〇一六年までのチェルノブイリ・アクションプラン」(45)という計画書を二〇〇八年に発表した（本書九八頁参照）。二〇一六年は、事故三〇周年の年であり、放射性セシウム１３７が最初の半減期を迎える年でもある。国連はこれまでも、チェルノブイリに関する多くの計画書や報告書を発表してきたが、このアクションプランは、これまで私たちが目にしてきた国連の文書とは趣を異にする印象が強い。たとえば、チェルノブイリ事故の健康影響対策に関する事情背景として、次のような記述がある。「チェルノブイリ事故で被害を受けていると思っている数百万の人々に対して政府は広範な利点を与えているが、このことが、〝依存症候群〟を生み出すという意図しない影響をもたらした。放射線の健康影響に対してはびこっている（しかもしばしば根拠のない）恐怖感と合わさって、多くのコミュニティは受動的で無力な状態に陥った。社会学者たちはこれを〝チェルノブイリ犠牲者症候群〟と呼んでいる」。この表現は、被害を受けている人々に対して批判的とも取れるトーンである。また、国連の関与の原則として、「国連の諸機関は、国連チェルノブイリ・フォーラムが再保証する調査結果に基づいて、チェルノブイリ事故の影響に関する一貫したメッセージを提供するよう努めること」と述べている。チェルノブイリ・フォーラム、ひいてはＩＡＥＡの主張をそっくりそのまま受け入れたと言える内容になっている。

国連は二〇〇四年にチェルノブイリ活動に関わる戦略を変更し、その調整役をＯＣＨＡ（国連人道問題調整事務所）からＵＮＤＰ（国連開発計画）に移行した。緊急援助段階から復興の段階に移ったからというのが主たる理由とされている。(46) しかしすでに述べたように、この間の経緯を見ているとＯＣＨＡ外しの大きな理由は、ＯＣＨＡのチェルノブイリへの関わり方がＩＡＥＡの意に沿わなかったためではないかと思われる。また、二〇〇七年一月を期に事務総長がコフィ・アナン氏から（事情に疎い）潘基文氏に代わったことも大きく影響しているように思える。事務総長は国連総会に対して毎年報告書を提出するが、このアクションプランによると、潘事務総長は就任したときの二〇〇七年の報告で、「二〇一〇年が過ぎて、チェルノブイリの被害地域に住むほとんどの人々にとって、平常の生活に戻るということは現実的な見通しとなってきた」と述べたという。

このアクションプランではまた、チェルノブイリ関連の活動を国連内で調整するＵＮＤＰの役割について、「正確な情報の提供」を挙げているが、その内容を見るとここでも、「チェルノブイリ・フォーラムの〝再保証のメッセージ〟を、地元住民がアクセスしやすい形態で幅広く行き渡らせること」とされている。〝再保証のメッセージ〟とはつまり、〝安全・安心のメッセージ〟という意味であろう。

このように国連内部をも固めた形で、〝事故後三〇年の二〇一六年までに「平常の生活」に戻る〟という筋書きを確認するための（二五周年）会議が開催される計画になっていたのである。

4 告白——私たちが現地調査の中でぶつかった研究上の問題点

上述したように、「国際原子力村」のパワーは今もって強大なものがある。小さなＮＧＯが太刀打ちできるはずもないが、私たちが「なぜこの健康被害が放射線の影響として認められないのか」と失望と憤りを感じながらも今日まで研究を続けてくることができたのは、逆説的に言えば、原発推進の「国際原子力村」の人々がそのことを認めようとしないからであったとも言える。

ところで、私たちの「仮説」（本書Ⅱ章）を導くまでには、現地調査の中で右往左往し、時に考えあぐねることも少なくなかった。その経過の中でぶつかったいくつかの問題について、研究上の苦渋の足跡を告白しておきたい。

たとえば、私たちにとっても「これはオカシイのでは」と疑ってしまった臨床疫学データが飛び込んできたことがある。二〇〇一年頃のウクライナの子どもたちの発病率と健康な子どもの比率についてのデータであった。一五周年ナショナルレポートの数字は最初、間違いなのではないかと思えた。一九八六～八七年に慢性疾患のある子どもは八％しかいなかったのに、二〇〇〇年には五五％に増加したというのである。この数字は、にわかには信じられなかった。しかし、二〇〇六年（二〇周年）のウクライナの研究者の報告でもその数字が生きていただけでなく、二〇〇四年には七七・八％にまで増加したという。私（綿貫）は「信じられる？」と、吉田と何回も語り合い、この数字を引用していいものかと迷いがあった。ところが二〇一一年の二五周年のウクライナ・ナショナルレポートで経時的なグラフを見るに至って、ポスト・チェルノブイリ世代の子どもたちには本当にとんでもない事態が生じていることを、あらためて感じたのである。それが現実の姿なのだった。

このような体験からいくつか項目を選んで、ここで示したいと思う。今後フクシマ原発事故による健康影響を考える上で、非常に意味あることだと思うからである。その項目とは、「国際原子力村」の研究者らが無視したり、考察から故意に落としたりしてきた内容である。次の四点から述べてみたい。

①「子ども」はいつ、どこで生まれたのか、②持続する生態系汚染の中での「子宮」を問う、③何を指標にして放射線の影響を見るか、そして④「公式見解」に見る「原子力村」の陰を問う、の四点である。

①子どもはいつ、どこで生まれたのか

すでにⅡ章でも述べたことであるが、チェルノブイリの子どもたちの健康状態についての研究報告は、事故から一五年目くらいまでは、ひと口に子ども世代（〇～一四歳）と言っても、「事故

時の子ども」「事故時の胎児」「事故後に受胎して生まれた子ども（事故処理作業者や避難住民、汚染地域住民の子ども＝Ｆ１）」という、被曝の様態の異なる子ども集団が混在し、混沌としている部分があった。「事故時の胎児」と「事故処理作業者の子ども」については個別の研究もあったが、「子どもたちの健康状態」と一括りになっていると、それぞれの集団で健康上にどのような違いがあるか見極めるのは難しく、現地の研究者との討論においても噛み合わないときがあった。小児甲状腺ガンについては、放射性ヨウ素による甲状腺被曝との関連を見るために、「事故時の子どもグループ」と「事故後生まれの子どもグループ」との比較による疫学調査が相対的に早い段階から行われていたが、その他の放射性セシウム１３７による健康影響の疫学データについては、そのような区別は行われていなかった。もちろん、現地の人々にとっては、胎児を含め、まずは直接被曝した子どもの健康状態に目が行くのは当然であったかもしれない。一五年くらいでは、Ｆ１（被曝者の子ども世代）についての研究は、先天異常の発生率を観察する以外にはほとんど見られなかった。二五年が経つ中で、最近は世代別という比較が出てきている。今後フクシマ原発事故による子どもへの健康影響を見ていくとき、「事故時の子ども」「事故時の胎児」「事故後に受胎して生まれた子ども」という、いつ生まれたかによって、かつ、どこで生まれたかによってグループ分けをし、それらの集団間での差異の有無を見るなどきめ細かな視点が必要である。

これは、①と密接に関連する問題である。残念ながらチェルノブイリ二五年間の「主流」の研究の中でこの視点はほとんど無視されてきた。「子宮内での被曝」と言ったときには、ほとんど事故時の胎内被曝を指すものであった。そのため、私たちはポスト・チェルノブイリ世代（F1）の子ども、すなわち「事故後に受胎して生まれた子ども」について述べているのに、「出生前に子宮内で被曝している」というケースについての話になると、「事故時の胎児」と思われ、討論していてもどうも意味が通じていなかった時期があったようである。

②持続する生態系汚染の中での「子宮」を問う

原発事故による放射性核種の放出で生態系が汚染されそれが持続しているとき、生態系の中にある人間の身体も当然汚染されるが、その身体の中の、さらに内なる生態系と言える子宮内にも汚染がもたらされるという現実を直視しなければならない。子宮内の外因性物質汚染による胎児への影響という問題は、内分泌攪乱化学物質（環境ホルモン）問題が提起した重要な視点であるが、(47)放射性物質に対してもその視点は重要な意味を持つ。二〇一一年現在、チェルノブイリの汚染地域で事故後に受胎して生まれた子ども（F1）は、すでに〇～二四歳という年齢層にまで広がっており、事故を経験した被曝者の孫の世代（F2）も生まれている中で、この視点での疫学が求められる。Ⅱ章で述べてきたように、受精した胚細胞や胎児期において、子宮内に蓄積された放射性物質によるエピジェネティックな影響を受ける可能性が危惧される。それを避けるためには、フクシマにおいても、長期的視点に立って、性発達期を迎える少女期からの内部被曝と生殖に関わる健康を重視し、内部被曝を避ける努力と、生殖健康上のわずかな変化をも見逃さない時宜に適った対策を講じなければならない。

③何を指標にして放射線の影響を見るか

この問題も子宮内汚染と同様、化学物質の「内分泌攪乱作用」という新しい概念に関連したものである。出生前の微量の化学物質への曝露が、生後の健康問題に関連している可能性が指摘された。指標とすべき影響は、ガンや先天異常といった狭い範囲だけではなく、内分泌、生殖、免疫、神経という幅広い疾病や機能的障害など多岐にわたるものをも含むのである。上述したように、私たち自身がチェルノブイリの被曝者の子どもたちに発生している「普通の病気」の増加具合とそのテンポの速さを、最初は信じられなかったのである。さまざまな病気の発症率の増加と発症の若年化という問題も、放射線被曝の影響としてさらに深く追求する必要性がある。

一方、チェルノブイリの汚染地域においては、健康悪化をもたらす要因として、放射線、心理的ストレス、社会経済的影響といった問題を、どこでもほとんど共通して抱えている。この場合、放射線の健康影響を厳しく見る科学者らの研究では、「さまざまな要因があるが、放射線の影響という要因を排除することはできない。今後も研究が必要である」といった表現になることが多い。ところがIAEAやUNSCEARの報告書では、「放射線の影響とは考えられない」と、放射線の影響についてのみ否定し、他の要因（特にストレス）に原因を帰そうとしている。しかし健康悪化の原因が放射線とは何の関係もなく、ストレスによるものだということを「科学的に」証明している論文など、私たちは見たことがない。繰り返しになるが、従来の放射線影響が指標としていたガンや先天異常など重篤な病気だけでなく、あらゆる可能性を考慮して研究を進めることが必要であろう。

④「公式見解」に見る「原子力村」の陰を問う

最後は「公式見解」に見る「原子力村」の陰を問う、という視点である。チェルノブイリ事故で生じているような〝生殖への影響〟は、洋の東西を問わず、IAEAに象徴される原発推進という科学技術至上主義的な社会では、その影響が「過小に評価されたり、隠されたりする」ことが生じる。そのことに対する批判といってもいい。「公式見解」をいくら読んでも、見えてこないものがあるのである。

私たちの研究の独自性のひとつは〝女の視点〟であると述べてきた。それは単に私たちが女性であるという意味では、もちろんない。それは「いのちの連鎖」に基づいて「科学」を問うという意味を込めている。チェルノブイリ世代そしてポスト・チェルノブイリ世代の子どもたちの健康についてともに語り合い、憂慮の念を共有してきた旧ソ連圏の科学者たちのほとんどが女性であったことは、決して偶然ではないであろう。チェルノブイリ後、そしてフクシマ後に多くの女性たちが立ち上がり、自分の身の周りを見つめることから政府の政策に至るまで、子どもたちのいのちと健康を守るために声を上げていることも洋の東西を問わない。それはいのちのつながりを疎かにする「科学」に対する「ノー」の叫びであろう。女たちのこの流れは、本人たちが意識していなくても、エコロジカル・フェミニズムの運動の歴史に連なっているものと、私（綿貫）は捉えている。(48)

弁護士の福武公子氏は高速増殖炉「もんじゅ」訴訟の事務局長であるが、「科学にも「富者の科学」と「貧者の科学」がある。原子・原子核・素粒子・宇宙線など核に関わる科学は国家が税金をつぎ込み巨大産業が群がることによって成立する「富者の科学」である。時の政府の政治活動や経済活動で左右される。技術であればなおさら両者に分けられる。原子力発電は明らかに富者の技術である。そうすると、原子力発電に対決する「市民科学」というのは、何だろうか(49)」と自問しつつ、私たちにも問いかけている。

チェルノブイリ事故が起きた当初、ＩＡＥＡなどの「公式見解」では、ヒロシマ・ナガサキの研究の経験から住民への健康被害の予測は「たいしたことはないであろう」と楽観主義的であった。にもかかわらず「子どものガンが数千件も発生した」ことは、もっと真剣に問われなければならない。小児甲状腺ガンがこれほどまでに増加することを予測した人は一人もいなかったというのが現実なのである。しかもそうした楽観主義的予測が誤りだったことについては誰からも何の釈明もない。

チェルノブイリ事故によって何百万という大規模な人数が持続的な低線量放射線を被曝するということは、人類がかつて経験したことのない初めての事態であった。したがって、本来であれば現実に起きている事実から出発しなければならないはずであった。いま私たちが直面しているフクシマ後の被曝の問題も、日本という環境条件と社会条件の中で起こっている初めての事態である。チェルノブイリから学ぶべき大事なことのひとつは、「専門家」と言われる人こそが楽観主義的な先入観を捨てて現実から学ぶべきということである。チェルノブイリの二五年の受苦を経て、フクシマ後の世界を生きつつある私たちは、今こそ「科学」そのものを問わなければならない。

チェルノブイリ研究からフクシマを考える

これらチェルノブイリの二五年の実態から考えたとき、**フクシマ後の日本**では次のことに留意すべきであると、私たちは考えている。

①内部被曝の影響を重視すること——持続的低線量被曝、特に生態系汚染を介した内部被曝の

影響を重視すべきである。

②子どもたちへの健康影響をより幅広く捉えること――放射線の影響について、ガンなど重篤な特定の疾患だけに注目すべきではない。従来の放射線影響の考え方では、汚染地域に生じている幅広い健康影響を捉えられない。

③女性の生殖健康への影響を重視すること――思春期への注意。次世代の健康影響を視野に入れ、生態系汚染を介しての内部被曝と生殖機能の関係を重視すべきである。

繰り返しになるが、チェルノブイリの経験から言えることは、まず実際に起こっている出来事、健康被害の現状を先入観なしに受けとめることが重要であろう。フクシマ後に「放射線専門家」が繰り返し述べていた「一〇〇ミリシーベルト以下では影響がない」「チェルノブイリでは小児甲状腺ガン以外の健康被害は出ていない」といった偏った予備知識を前提にしては、現実は見えてこない。ＩＡＥＡ、ＷＨＯ、ＵＮＳＣＥＡＲなどのチェルノブイリ報告書において述べられているいることも、「健康悪化の状態は存在しない」というよりは、起こっている健康被害の状態が「放射線の影響とは証明できていない」ということであり、それは「放射線の影響ではない」こととは異なる問題である。子どもたちに生じている健康被害の原因について、初めからあらゆる可能性を排除せずに原因を追求しようという姿勢がなければ、見つかるものも見つからない。あるいは、現在の「科学の限界」のために、放射線との関係がまだわからないという可能性も高いのである。その「あらゆる可能性」のひとつとして、私たちはⅡ章で紹介した「仮説」を立てたのである。

5 フクシマの現在（二〇一一年一二月）を問う

二〇一一年一二月一六日、野田首相はフクシマ原発事故について事故炉の「冷温停止状態」のみならず「事故の収束」までをも宣言したが、途端に国の内外から批判の声が噴出している。現実には何らの問題も解決されていないことは誰の目にも明らかである。本節では、チェルノブイリとフクシマの事故の概要を大まかに比較するが、フクシマ事故による汚染の状況については、日々新しい情報が出てくるという状態が続いている。また事故に伴って避難の問題、各地で報告される汚染と除染の問題、農水産物の汚染問題、廃棄物の問題、ゴミ焼却によって濃縮された放射能を含む灰の処理など、福島の近郊でも、あるいは離れた都市部でも、次から次へとさまざまな新しい問題が惹起している。食品の安全基準については、暫定値のまま、九カ月を過ぎた。したがって、本書でもいくらかの数値を挙げてはいるが、それらは暫定的なものでしかない。現段階での概略とチェルノブイリから見て予想される問題点を挙げるにとどめたい。

図２　フクシマとチェルノブイリの汚染状況の比較（口絵３頁カラー地図参照）

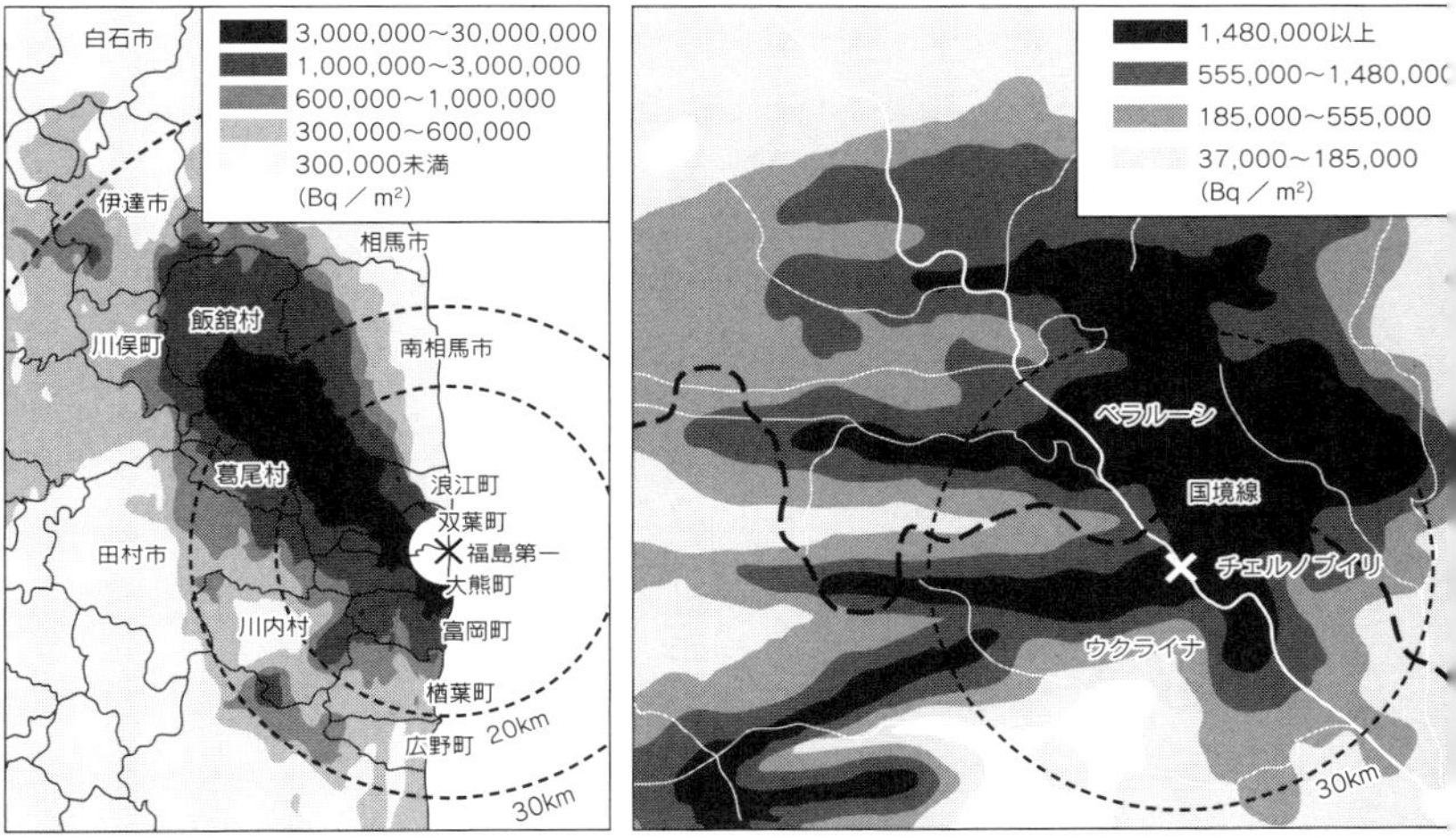

注：左は福島原発周辺でのセシウム134とセシウム137の地表面への蓄積量合計（2011年４月29日現在の値に換算
なおセシウム137のみでは，飯舘村北部の一部が60万ベクレルを下まわっている．
　右はチェルノブイリ周辺でのセシウム137による汚染地図．チェルノブイリでは，セシウム137の量が１平方
ートル当たり37,000ベクレルで公式に「汚染地」とみなされており，555,000ベクレル以上では避難対象になっ
いる．その値と比べると，フクシマでの汚染の高さは明らかである．
出典：フクシマについては，文科省と米エネルギー省合同調査（2011年５月６日発表）より．チェルノブイリに
いては，『現代化学』（2011年７月号）より，原典は放射能汚染食品測定室（1990年）．

(1)　フクシマから放出された放射能の行方

日本政府は東京電力福島第一原発事故の規模について、当初国際原子力事象評価尺度でレベル４と発表したが、一カ月後、チェルノブイリと同じレベル７であることを表明した。事故で放出された放射能および汚染面積は、次のように報告されている。

原子力安全・保安院の試算によると、放射性ヨウ素１３１と放射性セシウム１３７の放出合計量をヨウ素１３１に換算して、チェルノブイリは五二〇万テラベクレル（テラは一兆）、フクシマでは一号機から三号機の合計で七七万テラベクレルとされている（二〇一一年八月二六日）。日本政府がＩＡＥＡに提出した報告書によると、三一種類の放射性核種が放出されたことが記さ

れている。[50] フクシマ原発からの放射能放出は、徐々に減少しているとはいえ、今も続いている。二〇一一年七月一九日の東京電力の資料では一時間当たり一〇億ベクレル、そして一〇月一七日には一億ベクレル（三月の爆発時の放出量の八〇〇万分の一だという）、一二月一六日には六〇〇〇万ベクレルが今も放出されていると報道されている。

しかし**図2**の汚染地図（本書口絵三頁にカラー収録）に見られるように、チェルノブイリでは最も汚染の高いゾーンについてセシウム137の値で一平方メートル当たり一四八万ベクレル以上となっているのに対し、日本の文科省と米エネルギー省との共同測定の結果では、フクシマの最も汚染された地域の放射能レベルは、セシウム134（半減期二年）と137（半減期三〇年）の合計で三〇〇万から三〇〇〇万ベクレルと、チェルノブイリの二倍から二〇倍の幅が見込まれている（セシウム137単独でも、面積は若干小さくなるが、最強汚染地域は三〇〇万から三〇〇〇万ベクレルの幅で示されている）。もちろんチェルノブイリでも原子炉周辺ではさらに細かい区分があるが、それでも最高レベルとして示されているのは一八五〇万ベクレル以上という区分があるだけである。[51] フクシマについても、これから時間をかけなければ実際に細かな区分けや汚染量を確定することはできないが、少なくとも三〇〇〇万ベクレル近い、途方もないレベルの汚染があり得、それが原発から三〇キロメートルを超える広い範囲で示されているのは重要である。

海洋・水系への放射能放出量

チェルノブイリ事故による水系（河川）への放出量あるいは降下量については、残念ながら私たちにはデータがない。ウクライナを流れるドニエプル川を介して黒海まで放射能が達していると言われているが、実際のところはわからない。

フクシマ事故による海洋への放射性物質の放出は、二〇一一年三月二一日から四月三〇日までのヨウ素131とセシウム137の合計量で一万五〇〇〇テラベクレルとされている（日本原子力研究開発機構試算）。一〇月末にはその二倍以上の数値がノルウェーなど欧米の研究チームにより発表され、三月一一日から四月二〇日までの分析でセシウムの放出量は約三万五八〇〇テラベクレルと推定された。同研究チームによれば、この量はチェルノブイリ原発事故による放出量の約四割にのぼり、その八割は海に落下したと報告されている。これらの試算は、事故炉からの初期の放出放射能の推定値であるが、海洋の汚染はそれだけでは済まない。原発施設内の高濃度汚染水の漏出もあったし、その後その高濃度汚染水の流出を止めるために、施設内に保管されていた低濃度とされる汚染水を四月五日から約一週間かけて海水中に放出している。この放出に対しては、事前に何の報告もなかったと、近隣諸国から抗議を受けた。

しかし今、森林からの表土の流出が川に入り、あるいは一旦上流域に降下した放射性物質が川の流れとともに運ばれて海洋に流入していることが明らかになっている。二〇一一年一一月二五日の『朝日新聞』は、阿武隈川から海へ一日当たり約五〇〇億ベクレルが流入していると報じている。この量は、東京電力が四月に海に放出した低濃度汚染水のセシウム量に匹敵するという。京都大学、筑波大学、気象研究所などの合同調査では、河口付近（宮城県亘理町）でセシウム137が一日当たり二九一億ベクレル、セシウム134が同二三四億ベクレルと推定されている。阿武隈川は福島県の中央部を流れており、中流の伊達市付近ではセシウム137が一日九二五億ベクレル、セシウム134が同八三八億ベクレルとさらに高くなっている。河口付近の方が低い原因としては、途中で沈殿している可能性が指摘されている。除染したのちの放射能を含む排水の流入の可能性もあり、水系の汚染も深刻である。

一二月に入り、原発施設内に保管された中程度の汚染処理水が約四五トン漏れていたことや、汚染水の保管に行き詰まって、東京電力が海への放出を計画していることが報じられた。漁業関係者を中心に猛烈な抗議を受け放出計画は一旦中断しているが、予断は許さない。

海洋汚染は私たち日本人の食に直接影響するだけでなく、世界に影響が及ぶものであり、チェルノブイリと異なるフクシマ事故の深刻さを表すものである。

土壌汚染の広がりが示された

チェルノブイリにおいては、ソ連邦時代に生涯被曝許容線量や避難基準が定められたが（本書一一五頁参照）、ソ連邦が一九九一年に崩壊した後、ロシア、ベラルーシ、ウクライナはそれぞれの避難基準を制定した（汚染のレベル別基準は本書六七頁の表1参照）。チェルノブイリにおいては、一平方メートル当たりセシウム137の濃度が三万七〇〇〇ベクレル以上の地域は「汚染地域」とみなされており、基本的に年五ミリシーベルト以上の被曝が予想される地域は移住の対象（何らかの補償がある）となっている。

フクシマでは事故から一カ月目の四月一二日、新たに計画的避難区域、緊急時避難区域が設定され、このとき年間被曝線量二〇ミリシーベルトを基準とすることになった。日本の二〇ミリシーベルト基準は、ICRP（国際放射線防護委員会）が震災一〇日後の三月二一日に出した勧告(52)に沿った形で設定されたものだが、まず基準が高すぎるということと、放射線感受性の違いなどによる考慮が一切なく、妊婦、新生児から高齢者に至るまで一律に判断されていることが住民からの非難の的になっている。国際的にもこの基準に対し批判の声が起こっている。一方、環境省は除染の基準について九月には年間五ミリシーベルト以上の地域を対象とするとしたが、世論に押される形でその後、年間一ミリシーベルト以下を目指す方針となり、一二月一四日に除染のガイドラインが環境省から発表された。しかし年間二〇ミリシーベルトという避難基準は改められたわけではなく、矛盾が生じている。

推定された被曝者の広がりと被曝線量

チェルノブイリにおいては、被曝の態様（たとえば事故処理作業者や三〇キロメートル圏内からの避難住民）によるカテゴリー別の被曝人数と全身被曝線量が推定されている（本書六七頁の表2参照）。避難および移住した住民の数は、チェルノブイリで約四〇万人と言われている。フクシマでは「警戒区域（二〇キロメートル圏内）」と「計画的避難区域（年二〇ミリシーベルト以上の被曝が予想される）」の避難対象者の合計で約八万七〇〇〇人、自発的に避難した住民数は五万人ほどと言われているが、福島県以外の地域からも西日本などに移住した人もあれば、避難したくても生活の補償に対する不安などから避難できない人々もおり、実態は不明である。

食品の安全をめぐる論議

私たちが最も心配しているのは、土壌や大気からの外部被曝だけでなく、空気、水、食品などから取り込まれる放射性核種による内部被曝である。すでに本書Ⅱ章で述べたように、チェルノブイリにおけるさまざまな健康状態の悪化は、内部被曝の継続という事態がもたらしている可能性が高い。もちろんその他のストレス要因を無視することはできないが、チェルノブイリから読み取れる大きな教訓のひとつは、いかにして内部被曝の増大を避けるかということであり、食品の安全性は重要な課題である。

表１　飲食物摂取制限に関する指標と暫定規制値

核　種	原子力施設等の防災対策に係る指針における摂取制限に関する指標値	(Bq/kg)
放射性ヨウ素 （混合核種の代表核種：ヨウ素131）	飲料水、牛乳・乳製品[注)] 野菜類（根菜、芋類を除く）	300 2,000
放射性セシウム （セシウム137）	飲料水、牛乳・乳製品 野菜類、穀類、肉・卵・魚・その他	200 500
ウラン	乳幼児用食品、飲料水、牛乳・乳製品 野菜類、穀類、肉・卵・魚・その他	20 100
プルトニウム及び超ウラン元素のアルファ核種の放射能濃度の合計	乳幼児用食品、飲料水、牛乳・乳製品 野菜類、穀物、肉・卵・魚・その他	1 10

注）100 Bq/kg を超えるものは，乳児用調製粉乳及び直接飲用に供する乳に使用しないよう指導すること．

出典：食安発0317第３号，平成23年３月17日，厚生労働省医薬食品局食品安全部長発各都道府県知事・保健所設置市長・特別区長宛通達．

日本政府は二〇一一年三月一七日に原子力安全委員会が示した「飲食物摂取制限に関する指標」（表１）を暫定規制値とした。長期の汚染源となるセシウム１３７については、飲料を除き、一キログラム当たり五〇〇ベクレルであった。チェルノブイリ事故の際、日本政府が取った輸入品の規制値はセシウム１３７の値で、一キログラムまたは一リットル当たり三七〇ベクレルであった（一九八六年一一月より）が、その規制値よりも高い値となった。

食品安全委員会は、七月二六日には外部被曝と内部被曝を分けられないとして、外部・内部被曝を含めて「生涯一〇〇ミリシーベルト」という「案」を発表した。フクシマ後、放射線の「専門家」という人々からの「一〇〇ミリシーベルト以下では健康影響が見られていない」という意見に基づくものであった。一般市民の意見（パブリック・コメント）を募

表2　放射性セシウム（134＋137）の食品新規制値案

（単位 Bq/kg）

食品群	規制値
飲料水	10
乳児用食品	50
牛乳	50
一般食品（野菜類、穀類、肉・魚・卵・その他）	100

出典：厚生労働省薬事・食品衛生審議会食品衛生分科会放射性物質対策部会報告書，平成23年12月22日．

集したのち、一〇月二八日に食品安全委員会から厚生労働省へ出された答申案では、前言を翻し、外部被曝を除いて食品からの内部被曝のみを基準とした。また、生涯累積線量が「一〇〇ミリシーベルトを超えると健康影響が見られる」という考え方を示した。この表現は、事実上一〇〇ミリシーベルトが健康影響の現れる「閾値」であると取れるものである。「子どもは放射線に対する感受性が高い」との意見は付けたものの、具体的な規制は厚労省の判断任せという立場を取った。二〇一一年一二月二二日、新たな放射性セシウムの食品規制値案が厚労省の薬事・食品衛生審議会食品衛生分科会で了承された。「一般食品」がセシウム一キログラム当たり一〇〇ベクレル、「飲料水」が同一〇ベクレル、「乳児用食品」と「牛乳」が同五〇ベクレルとされた（**表2**）。新規制値案は、一年以上の半減期を持つ核種を対象にし、これらの放出量をセシウムの量との比率から産出して組み込んで、セシウムの量で規制基準を決めたとされる。今後、文部科学省の放射線審議会にも諮られ、パブリック・コメントを経て正式決定されるが、すでに二〇一二年四月一日からの適用が予定されており、意見を聞くことは、単なる「セレモニー」の感が強い。暫定規制値よりは厳しい基準となったものの、暫定規制値がそもそも高すぎたのであり、問題は残っている。たとえば今回の案で新設された乳児用食品の品目は粉ミルク、ベビーフード、乳幼児用食品など加工食品が対象であり、乳幼児用の食事を一般の食品で作った場合はどうなるのかといったことや、乳幼児用は限りなくゼロに近づけるべきという、小さな子を持つ親の心配の声が聞かれる。また、新規制値案の適用実施期は食品によって異なる猶予期間があること、暫定規制値と新規制値案が混在するという事態も生じて、混乱するのではないかという懸念も聞かれる。一方では、「暫定規制値で十分「安全」の範囲なのに」、規制値を厳しくすることで社会不安が高まるリスクも見極める必要がある、という主張も出てきている。(53)

チェルノブイリの汚染地域では、現在、食品の種類別に細かい規制が行われているが、規制を上回る食品がしばしば流通し、子どもの体内セシウム量があまり減少していないことは国際会議などでも報告されている。その内部被爆が子どもたちの健康に影響している可能性が高いことは、本書Ⅱ章で述べてきた通りである。できるだけ内部被爆を避けられるようにするのは当然のことである。規制と測定体制を充実させ、食品の汚染を減らすために生産者と消費者が共同して取り組める体制を作ってゆける道が望まれる。

(2)「福島県民健康調査」――その問題点を探る

福島県は、今回のフクシマ原発事故による放射能の影響に関して、福島県民二〇〇万人の健康調査を行うことを決定し、二〇一一年五月二七日に「県民健康管理調査検討委員会」を設置した。予算は平成二三年度第二次補正予算で決められたが、健康管理・調査事業に振り分けられる予算は七八二億円で、これはなぜか資源エネルギー庁原子力立地・核燃料サイクル産業課から支出されることになっている。

県では同年六月末に避難区域等の住民に対する先行調査を始め、八月末からは全県民を対象とした基本調査問診票の発送が進められている。事故のとき〇歳から一八歳までの人々には甲状腺の検査も行う予定である。健康調査の概要は①基本調査（問診票による被曝線量の把握）、②詳細調査（健康状態の把握）、③甲状腺検査、④健康診査・こころの健康度・生活習慣に関する調査、⑤妊産婦に関する調査となっている。甲状腺の検査は、二〇一一年一〇月から二〇一四年三月末までに先行検査として対象者全員に甲状腺超音波検査を行い、現時点での甲状腺の状況を把握し、本格検査は二〇一四年四月以降（二〇歳未満は二年毎、それ以降は五年毎）、生涯にわたって検査を行うこととしている。しかしチェルノブイリの現地研究者らは、「二年に一回の検査では少ない、毎年やるべき」という意見が多い。また、ガン以外の甲状腺疾患についても観察すべきだと勧めている。福島県は二〇一一年一一月までにほぼ全県民に問診票の発送を終了したが、この時点では六月下旬から先行実施している被曝線量が相対的に高いと思われる飯舘村、浪江町、川俣町（山木屋地区）の約二万九〇〇〇人からの回収率でさえ五〇％に達していない。[54]

そもそも福島県における健康管理の背景と目的が次のように述べられているところに問題がある。(55)

［背景］　原発事故の長期化により、県民は、「自身が受けた放射線量がわからない」「将来の健康影響が心配」など、大きな不安を抱え、ストレスが増大している。また、「基本的な情報の不足」や「情報の質のばらつき」がこれに拍車をかけている。

これらの不安・ストレス、さらには避難所生活の長期化等により、基礎疾患が悪化する等、心身の健康状態が悪化する可能性が増大している。

［目的］　原発事故に係る県民の不安の解消、長期にわたる県民の健康管理による安全・安心の確保。

最初から、放射線の影響よりも「大きな不安やストレスによって健康状態が悪化する」という前提に立っており、あくまでも「不安の解消、安心の確保」ということが目的とされている。被曝線量の検査もされないうちからこのように言われることで、放射線による健康被害を心配している住民の間には「健康調査」そのものに対する不信感が広がっている。

たとえば放射線医学総合研究所（放医研）は二〇一一年七月一〇日までに行った内部被曝調査

を公表している。[56] ホールボディカウンターでの検査を受けたのは、四〜七歳九人、八〜一二歳一四人、一三〜一七歳六人、一八歳以上が八〇人の計一〇九人である。結果は体内セシウムの検出限界値(全身量)以上の値を示した人が、四〜七歳で二人(セシウム134)、八〜一二歳で六人(セシウム134)、一三〜一七歳で二人(セシウム134)、一八歳以上で五二人(セシウム134)および三二人(セシウム137)である。残りの人々は検出限界値以下だったという。しかし市民からはここで使用されている機械の検出限界値(ヨウ素131=三八ベクレル[甲状腺対象]、セシウム134=三二〇ベクレル、セシウム137=五七〇ベクレル)が高すぎるという批判が出ている。こうしたことがまた不信感に拍車をかけており、自分たちで内部被曝や母乳中の放射能汚染濃度を測定する市民グループも出てきている。

外部被曝に関しても、福島県が飯舘村、浪江町、川俣町(山木屋地区)の一七二七人に対して行った被曝線量の推計では、事故後四カ月間の合計で、一般住民の最高値は一四・五ミリシーベルトと発表された(二〇一一年一二月一三日)。放射性ヨウ素の影響はわからないものの「この値からは健康影響はないと考えられる」、という福島県民健康管理調査検討委員会座長の山下俊一氏(長崎大学大学院教授を休職し現福島県立医科大学副学長、福島県放射線健康リスク管理アドバイザー)の言葉が紹介されている。[57] しかし同年九月八日には、浪江町赤宇木地区の一部住民は事故から二カ月の間に約五〇ミリシーベルトを被曝したという、弘前大学の床波眞司教授らの推計も報道されているのである。[58]

国際専門家シンポジウム開かれる——世界の専門家による「権威づけ」

この福島県民健康管理調査に関連して、二〇一一年九月一一〜一二日に福島県立医科大学において国際専門家シンポジウム「放射線と健康リスク—世界の英知を結集して福島を考える」（主催・日本財団）が開催された。

会議の目的は、「東電福島第一原発事故による放射線被曝がもたらす健康影響について、国内外の放射線と健康に関する専門家が一堂に会して総括すること」とされた。会議の中でチェルノブイリの健康影響についても紹介されたが、一般住民の健康被害としては小児甲状腺ガンの増加が説明されたことと、精神的影響について強調されたことが、ほぼその内容であった。福島県民健康管理調査検討委員会座長である山下俊一氏は、子どもたちの甲状腺スクリーニング検査に関する海外研究者からの質問に、「チェルノブイリの教訓からこれだけ徹底的にスクリーニングをする必要がないことはわかっている」が、親御さんが何か影響があるんじゃないかと心配しているので「親御さんを安心させてあげたいということ」と答えている。

会議の「結論と勧告」[59]によると、会議では福島県民健康調査事業の初期段階の計画が紹介され、その取り組みが「好意的に是認された」と評価している。特に目を引くのは、「事故から起こされる放射線による環境影響と健康影響について「信頼のおける統一見解」のとりまとめ」の重要性が強調されたことである。フクシマ事故以降、放射線の健康影響をめぐって、影響を厳しく見る見方と楽観主義的な見方とが巷にあふれているからである。このシンポジウムの一カ月後には、「福島「国際専門家会議」を検証する」という市民・科学者国際会議も開催された[60]（主催・NPO法人セイ・ピースプロジェクトと市民放射能測定所）。

すでに本章３節でも述べてきたように、チェルノブイリの二五年間においては「信頼のおける統一見解」を築き上げるのは非常に困難であった。そのことがフクシマで繰り返されないためには、Ⅱ章で述べたように、現れている健康上の変化を先入観なく受け止めて、必要な手当てをしながら、放射線の影響についての研究を並行して進めてゆくことが肝要であろう。そもそも、健康調査が福島県民だけでよいのかという根本的な問題も存在している。

6　まとめ――チェルノブイリ健康研究における二〇一一年の新しい知見と提言

再びチェルノブイリ二五周年のキエフ国際科学会議の場（二〇一一年四月二〇～二二日）に戻ってみよう。分科会ではもちろんさまざまな健康影響についての興味深い発表がなされたが、以下では本会議において私たちが注目した二つの発表を紹介する。

(1) 新しい知見——チェルノブイリ国際共同研究が示したもの

まずひとつ目の発表についてである。会議の中で「チェルノブイリの教訓」として現地の研究者から世界に向けて力説されたのは、チェルノブイリの汚染地域住民が経験した二五年間の健康問題であり、「低線量被曝の長期的影響について」であった。私たちが特に注目したのは、ウクライナ科学アカデミー地球科学部門の事務局長で放射能環境センター所長でもあるV・シェストパーロフ氏が報告した「チェルノブイリにおける新しい知見」[61]と題する、ウクライナ、ロシア、フランス、アメリカの研究者による共同研究の成果である。

これは、細胞レベルから動植物の実験、汚染地域の動植物や住民の疫学調査など、積み重ねられてきた研究の包括的な考察結果を、二五年を経て捉えられた「新しい知見」として示したものである。

以下がその「新しい知見」の概要である。

まず細胞レベルでは、ロシアのブルラコーワ教授らが行ってきた低線量の実験から、ゲノムの構造的特質、シナプスと赤血球膜・膜脂質の構成と特性、細胞・膜・DNAおよび生体の低レベル放射線への感受性等を見たとき、低線量域でひとつの反応のピークが現れるという特性が示された（本書五二〜五三頁参照）。マウスを用いた動物実験でも、低線量の脳への影響は、高線量の影響とは本質的に異なっており、老化プロセスやアルツハイマー病と同様に、神経の弾力性、記憶、訓練プロセスを低下させた。この反応は線量と比例するような直線的な関係ではなかった。

チェルノブイリ立入禁止ゾーンでの生物相（鳥、昆虫、爬虫類、哺乳類など）への放射線の影響研究では、もともとこの地域に生息していたツバメの一種（Hirundo Rustica）が調査された。一年間のツバメの生存率を見ると、チェルノブイリ立入禁止ゾーンでは二八％であったが、ウクライナの比較的汚染の低いゾーンでは四〇％以上、スペインでは四五％以上であった。事故の前後および近隣のツバメとの比較における羽の同位体分析によると、現在の個体数はこのゾーンへ外から移入してきたツバメによって維持されているが、もともとこの地元にいたツバメは死滅しつつあるということが示された。成長の異常も見られており、ウクライナ、ベラルーシの汚染地域でのツバメの先天的障害の頻度は二〇％以上だが、北イタリア、デンマークでは五％未満、スペインでは二％未満であった。哺乳類、昆虫、爬虫類の個体数は、放射線のバックグラウンド線量*の増加とともに有意に減少していた。

ヒトにおいては、事故処理作業者と避難住民は長期の精神的健康の攪乱があり、一五〇ミリシーベルトより高い線量では、脳血管系の病気のリスクが示された。三〇〇ミリシーベルト以上被曝するとその影響が、左大脳半球、中間構造、および皮質―皮質下結合部の前頭と側頭皮質に現れるという。チェルノブイリ立入禁止ゾーンで働いている職員には、統合失調症が過剰に発生し、その頻度が年々上昇している。

ウクライナのジトーミル州では、子どもの消化器系疾患の発病率を、酸性土壌で汚染の高い地域と石灰土壌で汚染の低い地域に分けて分析した結果、前者での発症率が明らかに高かった。発症率に対するストレスの影響や、検査が頻繁に行われたから発見率が増え「見かけ」上増えたというようなスクリーニング効果の影響は観察されなかった。

こうしたさまざまなデータの分析を総合した結果、この共同研究の研究者らは、次のような結論を導いている。

・低線量放射線は、たしかにヒトと生物相へ影響を与えている。線量のレベルによっては、低線量の持続的被曝が急性的被曝よりも高い危険性を示すことがある。持続的被曝は長期的な遺伝的不安定性を導き、多様性や突然変異の出現を招き、その一部はヒトを含む生物相に有害な影響を与える。

・チェルノブイリ立入禁止ゾーンの生物相は人間の圧力がないにもかかわらず、放射線のレベルとともに個体数の減少と種の多様性の減少を示している。

・子どもの消化器系疾患の発病率は地域の土壌の性質と汚染状況に相関しており、〝土壌―

＊**バックグラウンド線量**　通常は日常受けている自然放射線の量を指すが、汚染地域では日常的な外部被曝があるので、その増加した外部線量を加えてバックグラウンド線量としている。

植物―食品〟という食物連鎖と関係している。

・ヒトの身体に現れている異常と類似の変化が被曝している動物にも現れている。このことは、こうした変化がストレスや放射能恐怖症のためではなく、放射線が決定的な役割を果たしていることを示している。

結局、原発事故のように地域および世界的な規模で生態系を汚染すると、放射線のバックグラウンド線量そのものが徐々に増えてゆくことになる。すると、放射線量が上昇した状態が「通常」になってしまい、ヒトを含めた生態系を脅かす潜在的な危険性の隠蔽につながってゆくことになる。報告では、そうした生態系の汚染を食い止めるべきであることが強調された。

(2) ひとつの提言――未解明分野の健康問題について

次に、私たちが注目した二つ目の発表についてである。

EUの行政執行機関である欧州委員会は、イギリス、ケンブリッジのガン研究者D・ウィリアムスとスペイン、バルセロナの放射線疫学者E・カーディスを中心とする科学者らのコア・グループに資金を出して、IARC（国際ガン研究機関）のもとにARCH（チェルノブイリ健康研究アジェンダ）[62]を立ち上げることを決定した。会議ではこのARCHによる今後の活動として、未解明分野の研究プロジェクトが紹介された。

これまで放射線の健康影響は主に原爆被爆者の研究が基になっていたが、原爆放射線の研究は急性外部被曝が中心であり、チェルノブイリの被曝形態と明らかに異なっている。実際、チェルノブイリでは、原爆被爆者とは異なる健康被害の実態が徐々に明らかになってきている。たとえば事故処理作業者では白血病、甲状腺ガン、白内障などが増加傾向にある。一般住民では乳ガンの増加を示す結果もある。しかしこれまでは複数の研究で結果が一致しないことも多く、その評価をめぐって国際的論議も尽きていない。現状の問題としてＡＲＣＨは次のような点を挙げている。

・チェルノブイリ事故による健康影響の評価は非常に幅広い。
・この事故からの健康影響は発生し続けており、今後の影響は不確かである。
・長期の健康影響の多くが長期の潜伏期のあとに現れるかもしれない。
・低線量被曝のリスクに関する仮定は、放射線生物学における近年の進展による挑戦が続いている。

こうした事態を踏まえて、ＡＲＣＨは既存の比較統計調査を用いて乳ガンや心血管疾患などのほか、多様な病気についての研究や、さらに長期にわたる低線量被曝の影響に関する課題に向けて継続的な健康研究を目指すことにしたという。事故処理作業者や避難者の被曝量の追跡をするとともに病歴を記録し、彼らの子孫の健康問題についても〝新たな調査対象〟としてARCHに組み入れようというのである。これまでも断片的には子孫の健康調査がなされていたが、総括的な疫学調査の対象からは切り離されていたためである。

ARCHは、これまでの二五年間の追跡ではまだ不十分で、チェルノブイリの長期にわたる低線量の被曝影響を捉えるためには今後の継続的研究が重要であると述べている。特に、フクシマ事故が発生したことで、チェルノブイリの結果に対する長期研究の必要性と重要性はさらに増大したと強調した。

(3) 今ひとつの提言――フクシマに関連して

国際科学会議の「結論と勧告」は四四項目にわたっているが、その中で「フクシマ」に言及しているものが二つある。その要旨を紹介する。「結論と勧告」はその後若干改訂されたが、本書では会議で配布された案文に沿っている（この二項目の全文は巻末文献(63)(64)に記載）。

☆第一項目――福島第一原発の事故は、自然災害についての評価システムが四〇年にわたって認識されてこなかったか、排除されてきたという過ちを抱えていた。チェルノブイリを含む国際的な経験が活用されなかった。緊急時の対応システムの改良がきわめて重要である。(63)

☆第三五項目――低線量被曝の低減と防護に、もっと真剣な注意を払わなければならない。低線量の被曝影響が、しばしば高線量被曝の影響にも匹敵することが実証されてきている。したがって、原子力施設などの局所的レベル、ならびにチェルノブイリやフクシマ事故あるいは、世界的に放射線のバックグラウンド線量を高める核実験のような地球的レベルのいずれにおいても、低線量被曝の防止と予防システムの構築が、政府、国際機関、世界共同体の最も重要な課題となるべきである。(64)

第三五項目に掲げられた低線量放射線の健康影響に関する提言は、現地研究者らの研究結果を反映したものであろう。チェルノブイリの放射線健康影響に関する国際会議の歴史は、本章３節で示したように、国際機関（ＩＡＥＡやＵＮＳＣＥＡＲ）による楽観主義的評価と、現地研究者らが実態の中から積み上げてきた厳しい評価との間のぶつかり合いの歴史とも言える。しかし、世界的に流布されてきたのは国際機関の「公式報告」のみであり、それしか読まない人には実態は見えてこないというのがこの二五年間の流れでもあった。ＡＲＣＨの創設は、そうした中での新

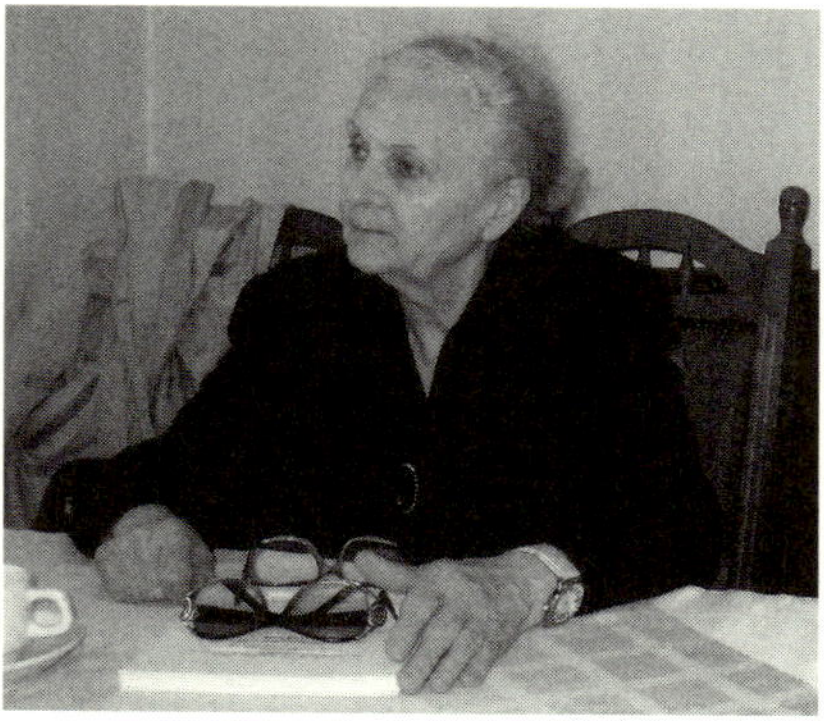

チェルノブイリ25周年、キエフ国際科学会議終了後、チェルノブイリ、フクシマについて語るニャーグ教授（2011年4月23日）。

しい動きと言えよう。そしてフクシマの事故は、低線量影響の研究の重要性を、さらに高めたと言えるだろう。

(4) ニャーグ教授と語り合ったこと

私たちはこの国際科学会議の終了後、「チェルノブイリの医師」協会代表のアンゲリーナ・ニャーグ教授とチェルノブイリやフクシマをめぐる問題を話し合った。その発言の一部を紹介したい[65]。

〈今回の国際科学会議をどう評価しましたか？　フクシマ事故の影響は？〉

ニャーグ　会議の主催者の中心はＩＡＥＡでした。二〇〇五年にＩＡＥＡ中心のチェルノブイリ・フォーラムによって、原子力ロビー（推進派）の立場からの報告書が出ました（本書一三六～一三八頁参照）。私の考えでは、原子力を支持する人たちと私たち医学者共同体との本当の闘いは、チェルノブイリ・フォーラムから始まったと思います。でも、今回の会議は予想したよりはうまくいったと思います。もっと悪い方向に行くと思っていました。そもそも会議の基礎となる考えは、チェルノブイリで放射能放出があったことは事実だが、そんなに危険ではなかったというものです。フクシマ事故がなければ今回の報告内容の多くは違うものになっていたかもしれません。フクシマは、彼らのすべてのプランをダメにしたと言えるでしょう。

〈日本政府の報告キャンセルをどう思いましたか〉

ニャーグ　彼らは報告を拒否しました。もしかしたらＩＡＥＡの圧力があったかもしれません。何を言うべきか、公式の意見がまだできていないのでしょう。チェルノブイリ事故が起きたとき（一九八六年四月二六日）、旧ソ連政府はその年の八月になって初めて、ウィーンのＩＡＥＡ会議の席で事故について発表しました。というのは、八月まで全世界に対して何を言うべきか、まだ意見が決まっていなかったからです。核テクノロジーは一般的に秘密の部分を含むテクノロジーですから。

〈民主主義（の理念）と核テクノロジーは共存できると思いますか？〉

ニャーグ　核テクノロジーと比べると民主主義はある意味でゲームです。世界で最初の原発は、軍事用・原爆用のプルトニウムを手に入れるためでした。核テクノロジーは軍事テクノロジーから生まれたので、常に秘密なのです。日本政府は、フクシマのことを長い間隠す可能性もあります。なぜかというと、放射性物質の多くを海に出してしまったからです。海洋の汚染は土壌汚染同様深刻な事態です。この問題はすぐには解決しません。フクシマの放射能による生態系への影響はずっと続くでしょう。そのことを理解する人はまだ少ないです。チェルノブイリ事故は二五年が経っても、まだ問題の多くは解決されていません。フクシマも長期にわたり続くでしょう。

〈フクシマ事故で日本政府は同心円の避難対策を取りましたが、ホットスポットへの対応は非常に遅れました〉

ニャーグ　なぜチェルノブイリでの避難ゾーンが半径三〇キロメートルになったか知っていますか？　これは旧ソ連軍の経験から決まったのです。ソ連軍は五〇〇回くらいの核実験を行いました。その実験で一番ひどい汚染は大体三〇キロメートルの範囲だったのです。核実験ではなかったけれど、その結果を当てはめたのです。

チェルノブイリの三〇キロ圏内でもそれほど汚染の高くないところもあれば、三〇キロより遠くても高汚染のところもあります。避難先が高汚染地域であることを知らずに、追加的被曝を受けた人たちもいます。汚染地域の放射線の量をきちんと調べるには一〇年くらいかかりました。でもフクシマの場合、日本政府がチェルノブイリの経験を学んでいたなら、ホットスポットが存在している可能性は当初からわかっていたはずです。

〈UNSCEAR報告の問題点は？〉

ニャーグ　UNSCEARは二〇〇八年にまとめた報告を今年［二〇一一年］になって発表しました。(66) 私は二〇〇八年当時ミュンヘンでUNSCEARメンバーとチェルノブイリ問題を討議しましたが、そのときは非常に正しい論議が行われました。ところが、その後IAEAと何らかの契約があったのかはわかりませんが、結論はIAEAの結論とほぼ同じものになりました。これは学術報告ではなく政治的報告です。彼らは引用文献を自分たちで決めています。チェルノブイリの主要な研究は旧ソ連三カ国のものが多いのに、彼らはこの三カ国の研究者による最新の論文はほとんど使っていません。文献の選択がおかしいから、結論もおかしくなるのです。

＊　＊　＊

キエフで行われたこのチェルノブイリ二五周年の三つの国際会議（「国際科学会議」「（原子炉新シェルター建設）支援国会議」「原子力安全サミット」）は、政治的に「チェルノブイリの終結」を目指すものであった。しかし「フクシマ」によって事態は一変し、今、チェルノブイリ研究の重要性が再び見直されている。それは皮肉であり、非常に残念な事態であるが、一面では原子力エネルギーのあり方や「科学」に対する問いをめぐって、「チェルノブイリとフクシマ」という市民のつながりをさらに深めるものになるだろうし、またそうしなければならない。

ニャーグ教授は二〇一一年四月初め、IPPNW（核戦争防止国際医師会議。核戦争を医療関係者の立場から防止する活動を行うための国際組織、一九八〇年設立）などによるベルリンでのチェルノブイリ二五周年会議に出席したのち、ドイツ連邦議会（国会に当たる）での発言を求められたという。その体験を次のように語ってくれた。

「ドイツ連邦議会で私はこう発言しました。「チェルノブイリは二五年にわたり、核テクノロジーがきわめて危険であることを証明し続けてきました。フクシマは、これからさらにそのことを証明していくでしょう。世界に対して影響力を持つ国家のひとつ、ドイツは、核エネルギーの再検討を国連に提案することができるでしょう」と。この時点のドイツ政府は困難な選択に直面しており、まだ原子力ロビーを支持していましたが、国民の声も聞かなければならない。そのような中で、ドイツ政府はまず寿命のきた原発をすべて止めることを選びました。これは脱原発政策の第一歩です。日本の市民が反対運動をやれば、ドイツの市民は連帯するでしょう。それはとても強い力になるでしょう」。

今、日本の私たちがどのような選択をするのか、それが問われている。

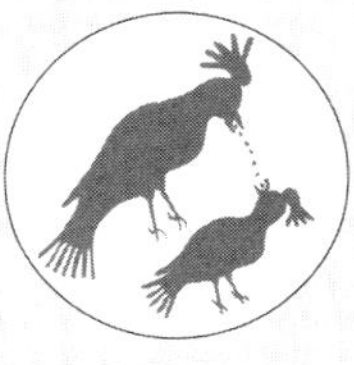

Ⅳ章

3・11以後、「脱原発の思想」をあらためて紡ぐ

綿貫礼子

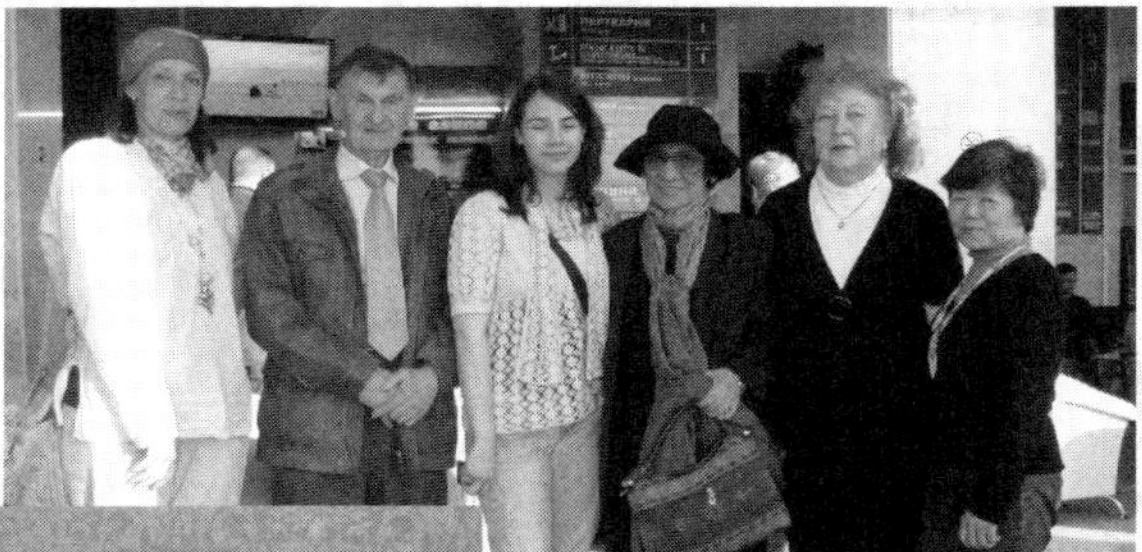

▲キエフのイワセンコ家とともに。左からアーニャ（ダーシャの母）、ウラジーミル（祖父）、ダーシャ、綿貫、イリーナ（祖母）、吉田

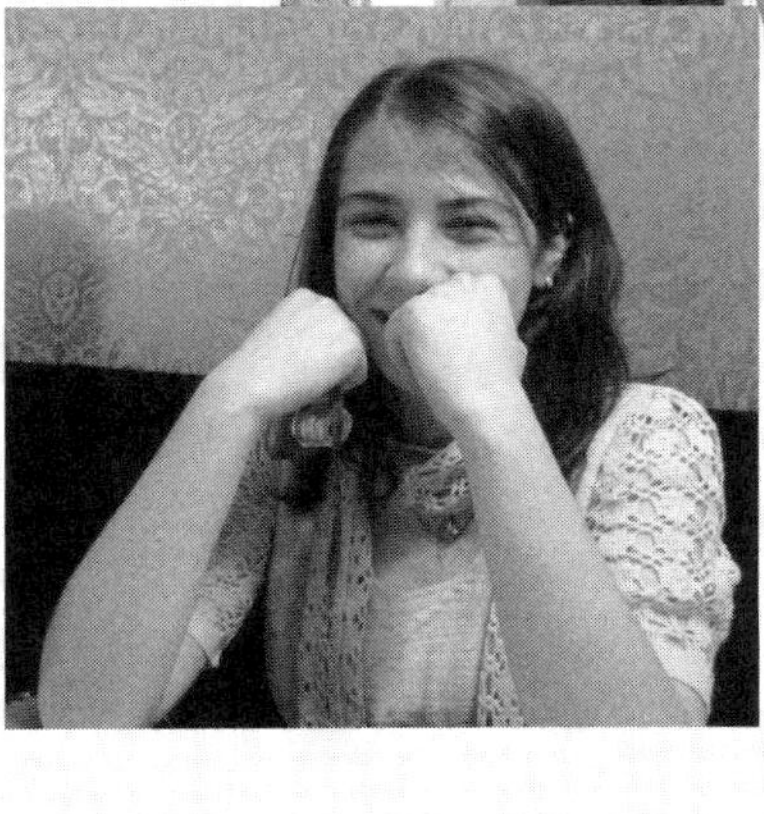

◀15歳のダーシャ

私が現在世代と未来世代との関係において原発利用の世界をどのように捉えているかということを、まず簡潔に述べたいと思う。そこでは倫理の問題が重要な意味を持っている。それは生態学的倫理の問題であり、世代間倫理の問題と言えよう。

1　原発利用の選択に「倫理」はあるか

私たち今を生きる世代は長年にわたり「科学」をクリティカルに捉えきれないまま、何とオロカナ選択のもとで原発利用にしがみついていたのだろうか。その選択は、自らの生きる世界、すなわち〝今〟だけに目線を向け、何らの洞察力をも持ち得ずに未来世代を切り捨てている。この章では、エコロジカル（生態学的）に「倫理」が問われねばならないことを第一に取り上げる。その「倫理」は私たちの生きる思想の根底に置くべき価値であり、私はその価値を「共生」という名で表している。

私にとって「共生」はチェルノブイリ以前、日本古来の素朴なアニミズム的自然観によって魅せられ培われていた価値なのだが、ここでは、本書で私たちが女性の視点による独自の研究結果から示してきたものを軸に、この価値の意味についてさらに明らかにしておきたいと思う。現在世代の責任として私たちに課せられている「脱原発の思想」、これを紡ごうとしているのである。「フクシマ」がチェルノブイリの惨事を後づけするような状況にある今、日本の科学技術選択のオロカサにあらためてその責任の意味の深さを問わねばならない。マリア・プリマチェンコは四五キロメートルも離れた自宅そばからチェルノブイリ四号炉の煙突を思い浮かべながら、怒りと風刺をもって「仔牛に帽子をかぶせた画」を描いている（後述）。

私の言う「共生」（シンビオシス）という価値には、二つの事象が生き合うとき、その価値を守るには〝為してはならないこと〟があるという意味が含まれている。そこには行動の規範が示されている。使ってはならない科学が存在すること、それを「倫理」として示すことがこの章のエッセンスである。

日本の核・原子力をめぐる市民行動の歴史には、大まかに言って「沈黙」から「草の根」へ、そして「反原発」から「脱原発」へという流れがある。「沈黙」とは、原子爆弾の投下を受けて言葉を失っていた時期。「草の根」とは、東京・杉並の一人の女性（主婦）が立ち上がり、パワフルに核実験反対の声を上げた、ビキニ事件に端を発する時期。「反原発」とは、各地での原発誘致反対運動から東京の「原子力資料情報室」活動を経て、科学批判を含めた国際的活動へと結びついていった時期。そして「脱原発」とは、チェルノブイリ以降を指している。

市民はチェルノブイリ以後「脱」の道を拓き出したが、その根っこには当初の「草の根」の静かな怒りと変革への道が敷かれていた。しかし「原子力ムラ」に対抗するパワーを持ち得なかった。「原子力ムラ」のみならず、多数の知識層を含めて科学界も産業界も一般人も、原子力ムラには加わらないものの原発容認の意識に加担し続けていた。それは「草の根」の活動とは意識においてかけ離れたものであり、高度経済成長期を通して物質的豊かさを「良」とみなし追求してきたという、日本社会の悲劇的な「平和ボケ」にも通じるものであっただろう。その大勢の無関心層がフクシマを食い止められなかったことの側面は大きい。

三・一一以後、これまでの自身の姿勢の誤りを表現した人たちは数限りない。東京大学の原子力工学グループもそうであったし、文化人のグループもそうであった。たとえば、細川護煕元首相は最近次のように発言している。(1)「私は今まで原発について不勉強だったがゆえに、原子力の平和利用について、さして疑問も抱かぬままに原発を容認してきました。必要悪として、それなくしてエネルギーも環境も効果を上げ得ないと思い込んできたからです。しかし、東日本大震災で、原発容認の非をさとり、脱原発に〝改宗〟しました。地震の脅威についてあらためて学ぶとともに、この地震列島においては、原発が制御不能な不完全なシステムであるということをしっかり学習したからです」。

彼の言う、「とにかく退路を断たないことには、再生可能エネルギーもテイクオフできないのだ」という現時点の見解は重要で、光っている。だからこそ、細川元首相は厳しくフクシマ以後を捉え、「政権は脱原発に舵を取れ」と述べているのだ。

2 モスクワ会議へのメッセージ

ここで二〇一一年一〇月に行われたモスクワでの国際会議「チェルノブイリ二五周年、小児に及ぼす放射線の医学・生物学的影響」に向けて書いた、私の「草の根」的メッセージの一部を引用しておきたい。病のために参加できなかったこの国際会議に、メッセージだけでもと要請され、当日の会議で読み上げてもらったものである。「日本の市民の〝脱〟の意識」と「私自身の簡潔な〝脱〟の思想」についての部分を抜粋する。

***原子力資料情報室**　一九七五年九月、物理学・核化学者の高木仁三郎氏らが中心となり設立。政府や産業界に対して独立の立場から、原子力利用の危険性に関する各種資料の収集や問題点の指摘、調査研究を行っている。一九九九年九月より特定ＮＰＯ（非営利活動）法人。

三・一一以降、日本の市民はチェルノブイリから学び直しながら、政府の四〇年にわたる原子力推進政策に対し、多様な市民運動を通して強い異議申し立てを行っています。日本の「原子力ムラ」の中にいる政治家や一部の科学者たちは、時には情報を歪曲したり隠蔽しながら、非民主主義的な手段で原子力エネルギー政策を推進してきました。しかしフクシマ以降、世論調査では七〇〜八〇%の人々が、脱原発政策を望んでいることが示されています。

それでも、残念ながら日本の政治は明確な政策転換を国の内外に向けて発信しようとはしません。しかし、たとえドイツ、イタリアのように確定的な政策転換を世界に向けて公表していなくとも、日本の市民からのメッセージとして伝えたいのは、もはや三・一一以前には決して戻れないほどの意識の変革が、日本の中で紡ぎ出されているということです。

私自身は「生態学的倫理」のもとで「未来のいのちを守るために脱原発を目指す」という考え方を主張しています。このような考え方を、二一世紀の新しいひとつの思想として紡ぎ出したいと私は願っているのです。「生態学的倫理」とは、従来の「倫理学」の範囲に含まれてこなかった、世代と世代との間の倫理を問題にするものです。現在世代が利用する科学技術によって生態系が汚染され、そのために未来の世代の健康や命が脅かされる。そうした事態がもたらされることのないよう、私たちの世代とこれからの世代との共生（シンビオシス）にかけがえのない価値を置く科学哲学観が求められていると、私は考えています。

私はこのような科学思想のもとに、人類の文明史におけるひとつの二一世紀型大転換期として、三・一一を位置づけるべきだと発想している。

3　私たち世代にとって原発とは何か——生態学的倫理をめぐって

旧ソ連邦、ゴルバチョフ時代に起こったチェルノブイリ原発大事故の衝撃はヨーロッパの東西の壁を超えてゆき、ドイツの市民たちを中心に脱原発の運動を野火のように広げていった。事故から二周年の一九八八年には、日本でもドイツの脱原発運動と合流する新たな運動が日比谷公園での大集会となり、老若男女の二万人デモに乳母車の幼子たちまでが加わったというのは印象的であった。そして事故から二五年後、二〇一一年のフクシマ震災三・一一は、再びヨーロッパを中心に、脱原発の理念に基づく政策を強く呼び覚ますこととなった。ドイツ、スイス、イタリアなどなど…。そこでは、人類が歩むべき二一世紀半ばまでの生態学的処方箋が、くっきりと描き出されつつあるかに見える。

では、日本はどうなのか。科学界も政治家もまだ脱原発への回答を出し切れずにいる。そのような中で、精神科医、斉藤環氏の「処方箋は脱原発しかない」という発言はこう述べる。

「はたして被災した時間は修復できるのか。最大の処方箋は〝政治〟しかない。全面的な脱原発へと向けた現実的選択へ踏み切ること。それは科学ではなく政治の選択だ。もはや原発との共存は、少なくともこの列島においては、分断された時間と破壊された想像力を温存することしか意味しない(2)」。

今を生きる私たち世代の選択した「原子力を組み込んだ世界」、それが未来世代の生命・健康をいかに奪うこととなるかについては、チェルノブイリの長期実証研究を通じた「仮説」としてⅡ章で論述してきた通りである。では、「脱原発の思想」においてなぜ世代間の倫理がその根本に据えられるべき問題なのか、次にそのことを明らかにしていく。

脱原発と世代間倫理

生態学（エコロジー）は近代科学の中でも先端科学のひとつであり、新しい科学と言える。一九世紀におけるエコロジーの源流としては、ドイツの生物学者エルンスト・ヘッケルやアメリカの詩人でナチュラリストのヘンリー・ソロー、あるいはアメリカの女性科学者で環境科学の創始者でもあるエレン・スワローらの名前が挙げられる。そして二〇世紀に入ると、エコロジーを新しい「統合的な科学」（ユージン・オーダム）と位置づける幅広い見方が現れるようになる。アメリカの科学史家ユージン・オーダムはエコロジーを次のように定義した。

「［エコロジーとは］相互共存し合って生息する植物、動物、微生物、および人間を含む地球の〝家〟を研究する学問である。またそれは有機体だけに関わるのではなく、地上、海中、大気中および淡水中のエネルギーの流れに関わるものであるから、自然の構造と機能の研究であると見るべきで、人類は自然の一部だと理解すべきである」[3]。

また、エコロジーを「規範的な科学」として特徴づける考え方（アンナ・ブラムウェル）[4]や、「エコロジーは価値中立的な科学ではない。人類を含む生類の生命を維持することを価値として探究する学問である」（鶴見和子）[5]とする視点など、エコロジーにはさまざまな仮説や理論がある。しかし、これらに共通するのは、「世界を有機的なものとして見る全体的な宇宙観」であると言える。このホリスティックな宇宙観は決して新しいものではなく、古代から大きな潮流として存在していた。それが機械論的世界観に取って代わるのが、一七世紀のヨーロッパに端を発する「科学革命」の時代からであった。

では、現代の科学史家たちは、今日のエコロジーの科学をこうした歴史の流れとのつながりにおいてどのように捉えているのだろうか。一九八〇年に出版されたキャロライン・マーチャントの『自然の死』は見事に私たちの問いに答えてくれる。「一九世紀の半ばからこの有機的自然観が復活しはじめ、今日のエコロジーの運動は近代以前の有機的な世界と歴史的に結びついてその価値や概念を呼び覚ますことになった」と、このアメリカの科学史家は述べている。(6) 科学技術社会批判の名著『沈黙の春』(7) により、すでに一九六〇年代から化学物質や放射性物質による生殖健康の影響について警鐘を鳴らしていたのは海洋生物学者レイチェル・カーソンであるが、今も彼女の提起したことは古びていない。

私はとりわけ、これらブラムウェル、マーチャント、カーソンの自然観や鶴見の日本的アニミズム論(8)に与しながら、人間の身体を「内なる生態系」として、また子宮を「さらに内なる生態系」として捉えることで生殖健康問題を考察してきた。そして一九九〇年代に入ると、エコロジー理論の重要な構成要素のひとつである「共生」の概念を、「共時」から「通時」に広げて、「世代間の共生のための生態学的倫理」の問題として提唱するようになった。(9)

生態学における倫理

ブラムウェルや鶴見の言うように、生態学が「規範的な科学」という特徴を持つ「価値中立的ではない科学」であるとするならば、私たちもじっくりとチェルノブイリに向き合って、この二五年間に提起されてきた課題を、「倫理」を含めていろいろな角度から反芻してみる必要があろう。

ここで思い起こされるのは、野生生物生態学の第一人者、アルド・レオポルドの『野生のうたが聞こえる』[10]である。この書には彼の遺言とも言える重要な一節が記されている。「倫理は哲学の用語に限らず生態学の用語でも表現できる。生態学の立場で言うなら、倫理とは生存競争における行動の自由に設けられた〝制限〟のことであり、哲学の言葉で言えば、倫理とは反社会的行為から、社会的行為を区別することである」。哲学も生態学も、ともに同じことを言っているのだと。レオポルドは、「土地（土、水、動物、植物の総称）は人間が所属するひとつの共同体である」という表現で「土地倫理」を説き示した先達である。

チェルノブイリと同じような生態学上の問題を抱えてきた過去の事例から学び、それら個々の問題をつなげて考察することは、重要な生態学的方法のひとつであると言えよう。チェルノブイリ惨事のような膨大な生活圏の破壊では、人類の手持ちの科学を如何に駆使しても、そこで得られる「未来の人類の生命・健康に関する知見」はきわめてわずかでしかない。判明しているのは、ほんの一部分でしかないということこそを知らねばならない。今日の科学技術社会は本来的に、未来世代の健康影響については「解をもち得ない」状況にある。そのことを深く認識することが肝腎である。

そのような生態学的認識に立って、私たちは私たちの生きている現代を捉え返さねばならないのではないか。問題をこのように定めたとき、「生態学的倫理（エコロジカル・エシックス）」と「倫理的想像力（モラル・イマジネーション）」という二つの倫理的・哲学的言葉が私の胸を射ることになったのである。そのひとつ、「生態学的倫理」については、二〇〇六年のキエフ・フォーラム（本書六五頁参照）の「哲学セッション」に出席した折に、次のように提起した。

共生という価値について

「倫理は通常同時期に生き合っている人間と人間の関係（同時性）のモラルを指すが、生態学的倫理では通時性が求められねばならない。生態学の重要な中身のひとつは共生の捉え方であり、共生（Symbiosis）には、①人間と人間以外の生物との間での共生、②人間の中で文化や宗教の異なる人たちとの間での共生、③女と男という性の異なる人たちとの間での共生が含まれる。さらに④世代間——死んだ人、今を生きている人、これから生まれ来る人——との間での共生が含まれる。ところが、本来的に歯止めなき科学技術の進展を許す今日の社会にあっては、もはや未来世代の生命を守るための倫理的規範は存在しないのである。現代においてまさに「生態学的倫理」が問われる所以である[11]」。

ドイツの哲学者ハンス・ヨナスは、未来世代に対する私たち世代の責任について、具体的行動を伴うべきものとして次のように解き示している。「責任があるというのは、力のある者、それを知ることができる者には、知る義務および力を尽くす義務があるという意味を含んでいる」⑿。これはチェルノブイリの課題として学ぶべき重大な至言だと思われる。

ではチェルノブイリの子どもたちは、フクシマの子どもたち、そして世界の子どもたちに何を告げているのであろうか。

〝未来からの使者〟が語っていること

チェルノブイリが起こった一九八六年に時を戻して考えるなら、「事故後に生まれた子ども」世代は、私たち世代にとって〝未来からの使者〟であり、未来の「エコロジカル」な様相を背負って生まれてきた人たちである。その生まれてきた彼らが私たちの世代に合流してきたわけで、彼らはこの四半世紀の間、未来について、言い換えると、彼らが受けてきた子宮内での出来事について、身を持って私たちに解き示してきたのである。〝沈黙〟という語りの中で…。私たち世代はそのことを見過ごすわけにはゆかない。私たち世代が〝為してきた〟戦後の科学技術至上社会の生き方を問い返し、これからの科学技術をどう選択するかというとき、ヨナスの言う「責任があり、…義務がある」という言葉はそのまま私たち自身にはね返ってくる。たとえその科学技術の選択が、国際的にも国内的にも「法」に違反するわけではないものだとしても。

私たちは失われた「エコロジカル」な倫理をあらためて紡ぎ直しながら、未来人に近い子どもたちから現代を組み替えるための「未来からの哲学」を学ぶ必要があるのだと思う。端的に言えば、ある種の科学技術には、人類の生き方において〝使ってはならない〟〝為してはならない〟ものがあるはずである。そのことを見極める規範として、「生態学的倫理」の構築が求められているのである。

私は、未来に「責任があり、…義務がある」私たち世代が、一七世紀以来の「科学革命」時代の自然観を二一世紀の今日もなお引きずっていることに大きな矛盾を感じている。だからそれを乗り超えてゆくような今ひとつの「革命」として、「エコロジカルな革命」への道を探ってゆきたいと思っている。そして、未来の生命・健康を遺伝子レベルにおいても傷つけないことが「かけがえのない価値」となるような社会を希求している。〝未来の使者〟つまりチェルノブイリの子どもたちの体験から私が学び取ったこと、それは具体的に換言すれば、原子力を兵器にもエネルギーにも使わず、膨大な核廃棄物をさらに積み上げるような現代文明から〝降りる〟ことである。〝降りる〟ことを生きる価値とし、そのことを〝喜び〟をもって選び取るような価値意識の転換が、現在進行形のフクシマの惨事の只中にあって、今いっそう求められている。

倫理的想像力

今ひとつの関心は「倫理的想像力」についてである。現代はこの想像力を必要としている時代なのだと、ノーベル文学賞作家大江健三郎氏は「戦争と平和」を語る中で主張している。この言葉は反戦活動家スーザン・ソンタクがベトナム反戦運動のときに初めて用いたものだと言われている。

私たちも同様にこの「倫理的想像力」を常に磨きながら、チェルノブイリ惨事の惨事たる含意を問い続けねばならないと切に思う。なぜならば、チェルノブイリは単に旧ソ連だけの問題ではなく、原子力の使用を許容してきた科学技術至上社会における私たち世代の生き方、エコロジー思想、ひいては技術の選択如何にも深く関わってくる、二一世紀の人類史的課題を提起しているからである。

4　科学文明の転換点に立って、「脱」の新しい思想を紡ぐとき

まとめとして次の三点を強調して示しておきたい。

①「科学」から

本書のコアをなすところの、ささやかではあるが大事な私たちの仮説「放射能が未来世代の生

命と健康を蝕み、侵しているリスク」。これが私の「脱原発の思想」の根源をなすものである。**もはや私たち世代には元に戻せぬ責任が課せられている**のだと。

②「政治」から

元首相の役にあった細川氏の先の言を通して、いま文明の転換点として叫ばれたこと、「**政権は脱原発に舵を取れ**」と。

③「少女」から

一五歳の少女たちのいのちの叫び、その声を私たちは如何に受け取り得るか。**私たちの住む世界は「いのちを紡ぐ世界と言えるのか**」と。

「一五歳の少女たちのいのちの叫び」とは次に述べることである。

5　一五歳の少女の声から

私をＴＯＫＹＯのグランドマザーと呼ぶ一五歳の活発な少女がウクライナのキエフに住んでい

る。彼女の母親も祖父母もチェルノブイリの三〇キロメートル圏内のプリピャチ市から避難してきた家族であり、ともにチェルノブイリ関連の原子力技術者である。祖母のイリーナは、事故後早くから厳しい態度でチェルノブイリ汚染を調査し、社会的発言もしてきた活動家である。

このイワセンコ一家の一五歳の少女ダーシャは、心やさしく母親の不健康さを常に心配しながら暮らしているが、なぜ母親がそうなのかについても理解している。母親は彼女を妊娠していたときから不健康で、私が母親のために日本から医薬品を持ってきたことも聞かされている。少女自身も健康を害することがままある。彼女は祖母の家に出かけてはチェルノブイリの体験を学んでいる。美術中学校に通う彼女は、チェルノブイリ二五周年の社会行事に代表として参加し、祖母から聞いたチェルノブイリの体験を報告するのだと語ってくれた。

一方、日本のフクシマの一五歳の少女は、テレビカメラの回る集会で、自分たちが抱えている放射能被曝への不安な気持ちをきっぱりと発言していた。

「私が将来結婚したとき、被曝して子どもが産めなくなったら誰が責任を取ってくれるんですか？」「もっと早く避難を呼び掛けてほしかった」。

これまで長きにわたり日本政治の原発推進策を許し放置してきた私たち大人世代は、原子力発電に対する個々人の意思はどうであれ、この少女の発言を、誰しも心を突き刺されるような思いで聞いたことだろう。二〇一一年一一月二三日の『東京新聞』の記事は、「「東大原子力」変わらねば」「シンポで反省の弁」の見出しで、原子力業界に多くの人材を送り出してきた東京大学において反省を込めたシンポジウムが開かれたことを報じている。しかし、何とも今からでは遅いのである。

フクシマの一五歳の少女は、これから生きてゆく上で「自分の目の前で起こっている、〝人間の眼〟で見るべきこと」を、率直に訴えているのである。振り返って、私たち大人世代が原子力推進政治を選び続けたのは「見るべきことを見ない、見ようとしない性《さが》を持った」世代であるからなのだろうか。大人世代とは異なる、未来の声を先取りする一五歳のいのちへの感性に学ばせられる。

遺しておきたい言葉

ここからは、直接一五歳の少女たちに語りかけ、遺しておきたい言葉を話し言葉で綴ることにします。先達の女性として、私はあなたたちの優れた生命への感性と時代を読み取る〝カン〟とも言える新鮮な科学観に深い感銘を受けたからです。私はここまで、〝エピジェネティクス〟とか〝遺伝的不安定性〟とか、難しい用語で今日の厳しい、反生命世界とも言える原発利用の社会について語ってきました。どうかあなたたちは、数年後に、再びこの部分を読んでください。あなたたち自身が発言した一五歳の感性の大事さが生き生きとよみがえり、その意味の重要性が身につくことになるでしょう。私は先達のサイエンス・ライター、エコロジー（生態学）健康研究者として、本書で解き示したこの二〇一一年段階までの「放射能」問題を、あなた方世代によってさらに深めてもらいたいのです。たぶん、二〇五〇年頃には、あなた方世代がこの研究を受け継いでいることでしょう。いや、そうして欲しいと願っています。どのような専門職を選んでも、そのことは頭の端に置いていてください。しかし可能ならば、この「女の研究視点」を受け継いで、医化学方面に進んでくださる方がいればと願っています。

ベラルーシの最強汚染地区近くに創設されたゴメリ医科大学には、汚染を体験した女性の医学生がたくさんいて、彼女たちは学生時代から女性のからだの異常に関する重要なモニタリング実態調査に協力しています。その確かなデータのひとつは、放射性セシウムによる性ホルモンの乱れを実証してくれました（本書五八、七三頁）。私たちの研究の中でもそれは重要な実証データとなりました。たぶんゴメリ医科大学の彼女らは研究者として羽ばたくことでしょう。

一五歳のあなたたちの今後の生き方にエールを送ります。

最後に付け加えたいことがあります。あなたたちが大学生の年齢に達したとき、もう一度この本を、今後の生き方のひとつの道しるべとして読んでください。それからもし、あなたたちの誰かが医学や生態学や生物学を選択するならば、ぜひ私たちの遺した研究のあとをつないでください。

廃炉に向けて

そして最後の最後、感性豊かな若いあなたたちに告げておきたいことがあります。私と私の仲間六人の女性が集まって「廃炉に向けて——女性にとって原発とは何か」というテーマで語り合ったラウンド・テーブルの記録[13]があります(本書一〇三～一〇四頁でも少し触れました)。チェルノブイリの起こった年に行われたもので、当時はまだ「廃炉」などの用語は物理や工学の専門用語のひとつでした。しかし私たち女性は、当時の女たちの科学観を示す重要な用語として用いています。そして同じ頃にウクライナの女性画家もまた、同じような感覚で四五キロメートル先のチェルノブイリ四号炉を画に託し、「廃炉に向けて」発言していました。その画家マリア・プリマチェンコは、チェルノブイリ事故のあと、放射能の灰を避けるために帽子をかぶせた、仔牛の画を描いています。

本書カバーの絵は、一九九二年の調査の旅で、私が彼女のお宅を訪れた折に譲ってもらったものです。彼女は私のインタビューにこう応えてくれました。「私はこの絵によって、すでに原発なき世界を、豊かな自然の姿を、来るべき世界として描き出しているのです」と。

原発は時代遅れの技術か

二〇一一年六月、イタリアの女たちが脱原発の国策を選び取ったとき、彼女たちはその喜びの気持ちをこう表現していました。「ねぇ、もはや原発は時代遅れの技術なのよ。二一世紀を生きる私たちにとって」。

私はこの喜びの声に、チェルノブイリ事故一年後のオーストリアへの旅で、ザルツブルクのご自宅を訪ねた折に聞いたロベルト・ユンクの喜びの声を重ねていました。ユンクは『原子力帝国』⑭の著者で、ヨーロッパの脱原発の理論的支柱であった哲学者です。オーストリアでは、当時ただ一基建設されていた原子炉を稼動前に廃炉にすることが、国民投票によって決定されたばかりの時期でした。ユンクはこう語ってくれたのです。私にとって忘れられない瞬間でした。

「何が嬉しいって綿貫さん、原発推進派の〝心変わり〟ほど嬉しいことはない。彼らもまた大きな喜びをもって原発解体を選び取ったのだから」。

結

伝え続けたい言葉

私が勝手に弟子入りして、四〇年来討論を重ねながら家族ぐるみのつき合いをさせていただいている科学史家の中山茂氏は、最新の論文「原発・原爆私記」[1]で、次のように述べている。

「そもそも原子力の使用という文明論的問題と目先のエネルギー問題とを同次元において比較できるものであろうか。原子爆弾も原子力発電も、いったん処理を過てば、人類文明は根本から崩壊するから、みだりに使うべきものではない。それはいわば不条理の世界に属するものである」。

「若い世代、これから生まれる世代は、リスクや放射線量の残留する生涯不健康地に生きて行くことになるのだろうか」。

何と、今を生きる私たち世代にとって心を射られるようなシャープな言葉であろうか。旧制高校一年生（一七歳）のときに広島で被爆した中山氏は、原爆体験の心の深層を、この論文の中で初めて率直に吐露されている。その体験から生じ得た「不条理」の意味には、三・一一以後、フクシマのこれから生まれる世代に「生涯不健康地」を残すことに対する私たち世代の責任が含まれているのだと思う。まさに私たちの提起している、未来世代への放射能の影響を示した「仮説」と重なる視線である。

原子力発電所で事故が起き、放射性物質が放出されれば、大気・土壌・海洋・水系という生態系を汚染する。過酷な原発事故は、まぎれもなく人災としての「生態学的惨事」を生じさせるのである。しかし人間の身体は従来の医学で捉えられていたような、生態系に対して独立して閉じている存在ではなく、開放系としてその生態系とつながっているのである。そして未来世代を宿す子宮はさらなる内なる生態系として、外なる生態系とつながっているのである。「生態学的惨事」とは、そのような時空を超えて未来の生命にまで影響を及ぼすものなのである。

振り返れば、一九七〇～八〇年代前半、「反原発」の言葉は原子力エネルギーに反対する論者を指し、その反原発の運動は世界的に広く展開されてはいた。しかし原子力をめぐる世界の政治を変えることはできなかった。一九八六年のチェルノブイリ事故の衝撃から、ドイツの市民運動を中心に「脱原発」という、政策の転換が提起された。ここで使われている〝脱〟という言葉は、ドイツ語のアウスシュティーク（Ausstieg＝乗り物などから〝降りる〟という意味）からきている。だがこのときは、政策転換ではあっても思想的な深みをもって「脱原発」が提起されたわけではなかったと私は捉えている。しかしフクシマ後、ドイツは倫理委員会での論議を経て脱原発を選び取った。今日では「脱原発」という言葉はひとつの思想を表す言葉となりつつあると思われる。

そもそもウランの採掘から核廃棄物処理問題に至るまで、原子力エネルギー（原子力発電）は「民主主義」の理念とは相容れない科学技術と言っても過言ではない。そしてひとたび「事」が起これば、政治体制や社会体制が異なろうとも、原子力エネルギー（原子力発電）を許す社会では、今日的「民主主義」は底の浅さを露呈し、基本的人権すら侵されるようなことも生じ得る。しかもその侵害は、原発使用の選択に何ら関与していない未来世代にまで及び得るのである。本書で私たちはポスト・チェルノブイリ世代に起きている健康上の問題を「仮説」という形で提示したが、それを「未来世代からの声＝異議申し立て」として受け止めねばならない。

三・一一が私たちに突きつけたものは、科学・技術・政治・倫理、さらには人類の文明にまで行きつくような、現代世界を形づくっている大きな枠組みのパラダイム転換にほかならない。原発の存在を許容してきた私たち世代は、何よりも健康リスクを未来世代に及ぼさない新たな世界を創り上げねばならない。その新しい世界を喜びをもって選び取る、「脱原発の思想」を紡ぐときが今、きているのである。

本書では割愛したが、二〇世紀においてエコロジーとフェミニズムは新しく提起された思想であり、それが「エコロジカル・フェミニズム」として結びつき、さらに新しい思想を形づくっている。私はその流れを共有する女性である。日本を含め世界でも、このエコロジカル・フェミニズムの思想が底流に渦巻いている中で二一世紀に入り、衝撃的なフクシマ原発事故が発生したとみなしてもよいと思う。いまだ継続中のこの事故の体験の中から、日本で、そして世界中で生まれ出てきている「核のない世界を求める声」が、「脱原発の思想」という名の新しい思想として創造されることを私は願っている。

しかしながら、「脱原発の思想」が全世界を通した共通の概念として言葉にできるかといえば、そうではないだろう。倫理観や自然観、〝いのち〟に対する哲学など、それぞれの民族や国家における歴史的背景や文化の中で培われたものに依拠する形で、それぞれ異なることが考えられる。たとえば、キリスト教文化を背景にしたドイツなどと、日本のようにアニミズム的文化と言えるものに根ざしている国では、言葉は同じ「脱原発の思想」でも、ニュアンスが異なる部分があることは当然と思われる。しかしながらⅣ章で述べたように、アメリカの女性科学史家キャロライン・マーチャントは「今日のエコロジーの運動は近代以前の有機的な世界と歴史的に結びついてその価値や概念を呼び覚ますことになった」とその歴史観を述べている。マーチャントの表現を借りれば、日本における「脱原発の思想」は、生物はもとより無生物に至るまで、その中に「神」を見る「八百万の神」という「アニミズム的思考の価値や概念を呼び覚まして」創り上げられるものではないかと、私は考えている。

縷々述べてきたように、私の近代批判としての「科学」の捉え方は今日ではアメリカの女性科学史家キャロライン・マーチャントに近いものであり、長年の討論を通じて中山氏のそれとは幾分異なっているように私は感じていた。しかし、未来世代の健康についての彼の視線には絶大なる共感を覚えるものである。また、そうした健康観を基礎として、たとえ多くの批判があろうとも、フクシマ後に表明した菅直人前首相の浜岡原発停止と「脱原発依存」の英断を評価したい。その決断につなぐべく、中山氏が言うように今、「日本の脱原発宣言をし直して」ゆくパラダイム転換の思想が再提起されねばならない。

長年、「追っかけ」をしてきた私に中山氏が贈ってくれた「原発・原爆私記」は、何とも嬉しい二〇一一年の「クリスマスの日のプレゼント」であった。

編　者

あとがき

誰かに〝背中を押されるかのように〟、時間と競争しながら書き上げた本書であるが、今さらながら福島第一原発事故の過酷さを突きつけられる日々が続いている。事故の経過も、炉内の様子も、正確なことは何もわかっていない。いまだに放射能の放出は続き、いつ何時、また不測の事態が起きるか予断を許さない。そのような中で、何をもって野田首相は「事故収束」と述べたのだろうか。まったくもって、無責任と言うほかない。

本書で述べてきたように、フクシマ事故後に示された日本の政治家、そして原子力技術者や医学者など「専門家」の動きは、チェルノブイリ事故後のそれらの人々の動きを再現したかのようであった。大震災発生の翌日（三月一二日）には、最も危険視されていた炉心溶融（メルトダウン）がすでに起こっていたことを、私たち市民は二カ月後の国会討論を通じて知らされた。放射能の雲（プルーム）がたなびいていった高線量汚染地域の住民たちは、そのメルトダウンの事実を知らされることなく、日常の暮らしを続けていた。またある人々は、放射線量の低い地域から高い地域へと「避難」させられることになった。旧ソ連邦では、チェルノブイリ事故の直後、放射性物質の舞う五月の春風の中で、子どもたちはメーデーのデモに参加していた。そして、より汚染の高い地域へと「避難」させられた人々がいた。私たちがウクライナのニャーグ教授と語り合ったのは、まさにこうした事態が生じるということの意味、すなわち原子力と民主主義についてであった（本書一七四頁）。

二〇一二年という年が明け、巷には「希望」の文字が躍っている。政府は事故の収束宣言を急ぎ、除染作業に予算をつけ、年間許容線量二〇ミリシーベルト以下の汚染地域への住民の早期帰宅を実現しようとしている。「事故のことは早く忘れて前向きに生きていこう」というメッセージであろうか。しかし、その土地に生きてきた人々にとって、そしてこれから生まれてくる子どもたちにとって、はたしてこれが「希望」と呼べるものであろうか。一月七日、政府は原発の寿命を原則四〇年に法制化するという、原子力基本法・原子炉等規正法の見直しの方針を発表した。一見、「脱原発」に向かうかのようであるが、あくまでも「原則四〇年」と言うだけで、六〇年までの運転延長の道も今から検討されている。ドイツのように「脱原発」という大原則を明確に打ち出した上で寿命のくる原発から廃止することを謳っているわけではない。菅政権は曲がりなりにも「脱原発依存」という方針を打ち出した。しかし野田政権はそのことについていまだ何も言明していないのであって、目の前の言葉に踊らされることなく本質を見なければならない。

フクシマ以前の世界に私たちはもう戻れない。「脱原発」とは、原子力を減らし自然エネルギーを増やしていくという、単なるエネルギー政策上の問題ではないということを、私たちは本書で縷々述べてきた。脱原発を「新しい思想」として根本に据えることは、価値観の転換を意味する。その新しい価値観のもとで未来を設計する中でしか、真の「希望」は生まれてこないだろう。

最後になるが、私とともにチェルノブイリ子ども研究を進めてきた「女性ネットワーク」のスタッフを紹介したい。吉田由布子は千葉大学教育学部を卒業、専門分野はまったく異なっていたが、活動を通してまさに「現場」に学んできた。勤務先を休職してのロシア留学後は、文献調査や現地専門家との意見交換に力を発揮した。二神淑子は愛媛大学法文学部を卒業後、キエフ大学大学院国際関係学部を修了。その経験から「女性ネットワーク」発足当初より、メディア情報だけでなく現地の情報や人々の生活感覚について、より正確に捉えることができた。リュドミラ・サァキャンはモスクワ大学日本語科を卒業。現在、ロシア国営ラジオ放送「ロシアの声」のジャーナリストでもある。彼女は通訳という立場を超え、私たちの研究活動を深く理解し、コミットしてくれている。

また、本書の執筆に際しては、数人の方に原稿の一部をお目通し願い、貴重なコメントやアドバイスをいただいた。なかでも科学史家の中山茂氏、放射線遺伝学者の野村大成氏、産科婦人科医で環境生殖学の提唱者である堤治氏には特に記してお礼を申し上げたい。もちろん、私たちの研究活動をまとめることができるまでには、数えきれないほどの多くの方々にお力添えをいただいた。その支えがあってこそのことであり、皆さまに深く感謝申し上げたい。

二〇一一年一月

綿貫礼子

謝辞

チェルノブイリ子ども研究は「女性ネットワーク」活動の一環として、全国の方々（その多くは女性の方たち）お一人おひとりのカンパに支えられてきました。また、調査団として同行してくださった方、現地開催のシンポジウムで報告してくださった方という形でも多くのご協力をいただきました。ここでは、調査活動に際して、特に医学部門の研究でご教示いただいた方々のお名前を挙げさせていただきたいと思います。ロシアのエレーナ・ブルラコーワ博士（放射線生物学）、ラリサ・バーレバ博士（小児科学）、マルガリータ・ミハイレンコ博士（産婦人科学）、ベラルーシのオリガ・アレイニコワ博士（血液学）、クラウディア・エリセーバ博士（細胞遺伝学）はじめベラルーシ遺伝学細胞学研究所の遺伝学者の方々、ウクライナのアンゲリーナ・ニャーグ博士（精神神経学）、そしてイギリスの故アリス・スチュワート博士（疫学）。国内では特に、大阪大学の野村大成博士、中島裕夫博士（いずれも放射線遺伝学）。また、上智大学社会正義研究所は、度々私たちとシンポジウムを共催してくださいました。カタログハウス社は私たちの活動を長期に支えてくださいました。皆さまにお礼申し上げます。

さらに、私たちの活動支援に早くから呼びかけ人や賛同人として声を挙げてくださった二〇〇余名の方のお名前を挙げさせていただきます。次の方々です（敬称略）。

相沢桂子、青木やよひ、赤津洋子、秋山咲子、秋山好子、荒井佐愈子、新井美智子、新谷一恵、伊藤久子、伊藤るり、伊従直子、池田あつ子、石井朝子、石井小夜子、石堂敏子、石原要子、猪口邦子、岩本明美、上野千鶴子、植原映子、浮田久子、内田良子、内海愛子、梅村浄、小川總子、小木曽美和子、小沢牧子、小澤寿子、尾花珠樹、大石芳野、大島初穂、大竹千代子、大塚恵子、大槻勲子、大野由利子、大脇雅子、岡崎トミ子、岡崎冨美枝、岡本秀子、岡部伊都子、奥井登美子、奥地圭子、落合恵子、加地永都子、加藤シヅエ、金住典子、金子沢江、金箱裕美子、神山美智子、神山光江、亀田信江、川澄幸子、河村良子、木崎さと子、北沢洋子、木村栄、木村のり子、北爪安子、久保田真苗、窪田あき、栗原紀子、黒岩秩子、黒沢恭子、桑原恵子、コールドウェル本子、小島あずさ、五島昌子、河野典子、駒野陽子、近藤悠子、左能典代、西條節子、西藤道子、宰田満里子、齋藤有紀子、堺万里子、坂本ユミ、澤地久枝、重兼芳子、清水郁子、清水澄子、渋谷すみ江、篠崎年子、首藤もと子、庄司昌子、白井泰子、白須均美、神宮多喜野、須賀達子、菅谷八重子、杉浦ますみ、杉山敬子、鈴木晶子、鈴木喜久子、鈴木演子、鈴木真奈美、鈴木靖子、砂村美智子、瀬戸内寂聴、瀬沼由美子、仙石澄子、曽根崎順子、田村精子、田村浩子、田和艶子、高園伸子、高見澤たか子、竹村泰子、俵萠子、千葉景子、鶴見和子、津和慶子、柘植あづみ、辻元清美、暉峻淑子、土井たか子、土居真理、戸田三三冬、外口玉子、堂本暁子、朝永孝子、富山洋子、中川弘子、中島京子、中島通子、永畑道子、中原道子、中村敏意、中村ひろみ、中村義子、中山宗子、難波菊枝、西方佳代、西川愛子、野原和子、長谷方人、長谷百合子、橋立啓子、橋本直子、服部雅子、羽田澄子、羽立民子、浜四津敏子、林郁、林弘子、馬場萠子、伴紀子、樋口恵子、肥田美代子、平野好慧、広岡佳子、広瀬洋子、広中和歌子、福島

瑞穂、福武公子、藤井治枝、藤林順子、藤村英美子、藤目幸子、船橋邦子、古茶明美、星野東洋子、細谷百合子、堀部恒子、前田ゆみ子、松井やより、松浦雅代、松倉由枝、松田悠里、松村百合子、松本侑壬子、丸幸江、丸本百合子、三井マリ子、三重野栄子、三輪妙子、南有里、宮淑子、宮崎久仁子、宮迫千鶴、宮本法子、向井承子、望月真由美、百鳥育子、森冬美、ヤンソン柳沢由美子、山内晴子、山口曜子、山口妙、山根雅子、横須賀寿子、横山純子、吉永小百合、吉田和子、吉武輝子、ロニー・アレキサンダー、若林一美、和田あき子、渡辺美紀子、渡辺良子、イリーナ・イワセンコ。

この女性たちこそ、私たちの背中を前に前にと押し続けて、「いのちの問題」をともに考えてくださる原動力となった方々でした。この場を借りて、あらためてお礼申し上げます。

最後に、三・一一後、私たちのこれまでの活動を、フクシマをはじめとする日本の子どもたちのために生かし、「原発なき世界」を創り出すためのひとつの糧となり得ればという私たちの思いを受け止めてくださり、執筆に際しては叱咤激励をいただき本書をまとめてくださった新評論山田洋編集長に感謝申し上げます。

綿貫礼子、吉田由布子、二神淑子、リュドミラ・サァキャン

（本書の編者 綿貫礼子は二〇一二年一月三〇日に永眠）

補遺

綿貫礼子さんを悼んで

本書の最後に、綿貫礼子さんを追悼する文を書かなければならなくなったことを、とても辛く残念に思っている。

綿貫礼子さんを知る人は、「強い女《ひと》」という印象が強いのではないだろうか。彼女の最後の二〇年余を「チェルノブイリ」を介して共にしてきた私たちは、彼女が自分の意志を貫こうとする意味でほんとうに「強い女《ひと》」であることを実感してきた。時にはその強さから、一緒にいる私たちがハラハラするような場面に遭遇することも少なからずあった。しかしその強い意志がなければ、私たちのように小さなNGOが現地の医学者・研究者と対等な関係をつくりながら、曲がりなりにも本書で示し得たような「研究結果」にたどり着くようなことは決してなかったであろう。

八〇代に入ってから彼女は特にアクティブでもあった。この年に膵臓ガンが見つかったことで、「いま言うべきこと」を以前にも増して意識しているように思われた。民主党政権誕生に際しては、各界の女性一六名の連名で鳩山由紀夫総理夫妻、菅直人副総理夫妻に宛てて「原子力エネルギー使用拡大との決別」「原発に関して「国民投票」が可能な法律制定」を訴えた。私信として「夫妻」に宛てたのは、もちろん〝女性〟の意見を意識してのことであった。

昨年フクシマ事故が発生し政府が同心円の避難指示を出した折には、枝野官房長官に「同心円の避難指示の誤り、妊婦や乳幼児の一刻も早い避難」を訴えた。一方で事故を踏まえ、どうしてもチェルノブイリ二五周年の国際会議に参加したいと主治医に了解を得、四月にはウクライナのキエフに飛んだ。一〇月のモスクワ会議についても直前まで参加を模索するほど、その意気込みは熱いものであった。

彼女のこの意志の強さは、最後の最後まで貫かれた。本書の本格的な執筆は二〇一一年一一月からであったが、そのとき彼女はすでに入院中であった。体調にはさまざまな影響が出てきていた。残された時間がどのくらいであるのか一番理解していたのは、彼女自身であっただろう。発刊日を自身の八四歳の誕生日（三月五日）とする目標を立て、仕事に支障の出るような副作用を伴う治療や処置は選択せず、あるいは処方量を自ら選択し、シンドさを引き受けながら何よりも本書の完成を一番に考えていた。完成の暁には、本書をネタに多くの方々と侃侃諤諤の討論をしたいというのが彼女の夢であった。フクシマの現実の中で私たちが「希望」を摑み取るために、彼女の言う「脱原発の思想」について大きな枠組みでの議論を望んでいた。そしてその議論には「科学を問う」ことを含まなければならない、そうでなければいつかまた「科学」の名で足をすくわれかねない、というのが彼女の一番のこだわりであった。

おそらくかなりの辛さの中で原稿やゲラをチェックし、彼女がデザインにもこだわった表紙カバーの最終チェックも終えた。完成の姿を確認し、お世話になった方々へお礼の手紙を書き、それが届いたであろう頃に、もうひとつの世界へと旅立った（二〇一二年一月三〇日永眠）。これからはその世界で、彼女が敬愛していた先達の女性科学者たちと熱い議論を交わすのではないかとさえ思える。

本書はほんとうに彼女の「遺しておきたい言葉」となった。海外からも彼女への追悼の言葉が寄せられている。彼女の意志の強さにはとてもかなわないけれど、私たちは研究を引き継ぎ、フクシマとチェルノブイリを結びながら、子どもたちに健康上のリスクを負わせない世界を創りだすために努力していきたいと思う。

綿貫礼子さんのご冥福を心から祈ります。

二〇一二年二月六日

吉田由布子・二神淑子

海外からの追悼

■ベラルーシより

綿貫さんのご逝去をあなた方とともに悼みます。私は最期まで仕事をされた彼女の勇気と、意志の力に感激しております。どうぞ安らかにお眠りください。

＊元遺伝学細胞学研究所副所長　クラウディア・エリセーバ

■ウクライナより

優れた友人、ヒューマニスト、社会活動家である綿貫礼子さんのご逝去に際し、私たちの深い哀悼の意をお受け取りください。私たちは彼女のヒューマニズムと終始真実に対して忠実であったことを忘れません。

彼女は学ぼうとする人として、敬服する人として、献身と良心のお手本でありました。

彼女が存在したことに、彼女の功績、気骨そして高潔さに感謝いたします。

＊チェルノブイリの医師協会代表　アンゲリーナ・ニャーグ

■ロシアより

優れた研究者で社会活動家である、尊敬する綿貫礼子さんのご逝去に際して、深く哀悼の意を表します。

放射線の影響を受けた子どもたちの健康のため、私たちの長期にわたる実り多い協力や、心のこもった、私心のないお互いの結びつきは、私たちの心に消し去ることのできない足跡を残すでしょう。

素晴らしい友人を記念して、私たちの共同活動を続けることをお約束いたします。

あなたがたとともに深く悲しみます。

＊小児放射能防護センター所長　ラリサ・バーレバ
及び全職員

綿貫礼子さんのご逝去に際し、深い哀悼の意を表します。

私たちは彼女について、人々の健康のために、特に子どもと女性の健康のために誠実に、エネルギッシュにたたかう方として知っていました。綿貫礼子さんは、新しい科学的動向の研究に常に積極的に参加していました。たとえば、放射線に起因する病気の進行でのエピジェネティックな異変の役割とか。

素晴らしい人、明確な目的を持った研究者、善良な女性――このような人として、私たちは生涯彼女のことを記憶にとどめるでしょう。

われわれの研究者としての、人としての関係は綿貫礼子さんが希望したように強くなり、発展してゆくでしょう。

＊ロシア科学アカデミー放射線生物学科学評議会議長
エレーナ・ブルラコーワ

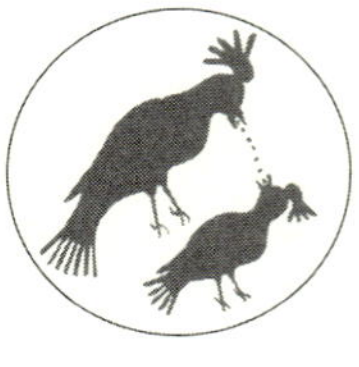

全保障』有信堂高文社.
(10) レオポルド, A., 1997『野生のうたが聞こえる』新島義昭訳, 講談社学術文庫.
(11) Watanuki, R., 2006, Ecological Ethics and Unborn Generations, Speech at the Humanitarian Forum "Rebirth, Renewal & Human Development", Kiev, Ukraine (25 April, 2006).
(12) ヨナス, H., 2000『責任という原理―科学技術文明のための倫理学の試み』加藤尚武監訳, 東信堂.
(13) 綿貫礼子編, 1987/オンデマンド版2011『廃炉に向けて』新評論.
(14) ユンク, R., 1979『原子力帝国』山口祐弘訳, アンヴィエル(1989, 社会思想社現代教養文庫).

結

(1) 中山茂, 2011「原発・原爆私記」『神奈川大学評論』第70号, pp.75－82.

(63) チェルノブイリ25周年国際科学会議資料「結論と勧告」No.1より.
　チェルノブイリの惨事は，緊急対応システムの改良の必要性を示し，この必要性は福島第一原発の過酷事故によって正当化された．［フクシマの事故は，］自然災害が原子力発電所に与えるインパクトについての評価システムが40年にわたって認識されてこなかったか，排除されてきたという過ちを抱えていた．さらに，［フクシマの］事故が深刻な段階にあるとき，チェルノブイリ事故の処理作業の経験も含め，これまでに得られた国際的な経験は活用されなかった．日本における事態の推移を分析すると，緊急対応の改良を確実にすること，何よりも，緊急時に対する準備のレベル，特に自然災害とテロリズムの行為を考慮に入れることがきわめて重要である．緊急時の計画は，ほとんど起こりそうもないシナリオを含めて，あらゆる種類の事故に対して備えるべきであり，それらは明確に定義され，介入と行動手順のレベルで容易に見通しのきくものでなければならない．非専門家によっても理解されるように，緊急時のプランはインターネットや相談センターを通じて一般市民に容易に入手可能になっているべきである．
(64) チェルノブイリ25周年国際科学会議資料「結論と勧告」No.35より.
　上記［健康影響に関する項目を指す］のすべてが，低線量被曝の低減と防護の問題にもっと真剣な注意を払わなければならないことを実証している．低線量放射線の影響はしばしば，比較的高線量放射線が健康に与える影響にも匹敵する．したがって，危険な原子力施設や生産物という局所的レベル，かつ，チェルノブイリや日本のフクシマのような事故の防止および世界的に放射線のバックグラウンド線量を高める核実験のような地球的レベルのいずれにおいても，低線量被曝の防止と予防システムの構築が，政府，国際機関，世界共同体の最も重要な課題となるべきである．
(65) 綿貫礼子，吉田由布子によるアンゲリーナ・ニャーグ教授へのインタビュー，ウクライナ・キエフ市，2011年4月23日.
(66) UNSCEAR's Assessment of the Radiation Effects, 2011, *op. cit.*

Ⅳ章

（1）細川護熙，2012「政権は「脱原発」に舵を取れ」『世界』1月号，pp.82－87.
（2）斉藤環，2011「処方箋は脱原発しかない」『毎日新聞』6月19日.
（3）Odum, E., 1975, ***Ecology: The Link between the Natural and the Social Science***, Holt Reinhart and Weston.
（4）ブラムウェル, A., 1992『エコロジー――起源とその展開』森脇靖子・大槻有紀子訳／金子務監訳，河出書房新社.
（5）鶴見和子，1996『内発的発展論の展開』筑摩書房.
（6）Merchant, C., 1980, ***The Death of Nature: Women, Ecology and the Scientific Revolution***, Harper.
（7）カーソン, R., 1964『生と死の妙薬』青樹簗一訳，新潮社（のちに『沈黙の春』に改題）.
（8）鶴見和子，1996，前掲書.
（9）綿貫礼子，1993「生態学的安全を問う」臼井久和・綿貫礼子編『地球環境と安

(41) The Chernobyl Forum, *op. cit.*, p.20.
(42) 佐藤幸男，2006「チェルノブイリ原発事故による先天異常と遺伝的影響の兆し—チェルノブイリ・フォーラムの姿勢を問う」原子力資料情報室通信387号.
(43) Fairlie,I., Sumner,D.,2006, *The Other Report on Chernobyl(TORCH)*, Rebecca Harms, MEP, Greens/EFA Party in the European Parliament.
(44) Resolution of the 4th International conference: *op. cit.*
(45) UN Action Plan on Chernobyl to 2016, *op. cit.*
(46) 綿貫礼子・吉田由布子，前掲書，p.91.
(47) コルボーン，T. ほか，1997『奪われし未来』長尾力訳，翔泳社.
(48) 綿貫礼子，1997「脱開発に向かうひとつの思想—エコフェミニズムをめぐって」川田順造ほか編『岩波講座　開発と文化３　反開発の思想』岩波書店.
(49) 福武公子，2010「原子力発電と市民科学」『高木仁三郎市民科学基金10年のあゆみ』NPO 法人高木仁三郎市民科学基金.
(50) 原子力災害対策本部，2011「原子力安全に関する IAEA 閣僚会議に対する日本国政府の報告書—東京電力福島原子力発電所の事故について」2011年６月18日（同年10月27日に一部訂正された）.
(51) Ministry of Ukraine of Emergency and Affairs of Population Protection from the Consequences of Chernobyl Catastrophe, 2011, *Atlas. Ukraine. Radioactive contamination.*
(52) ICRP, 2011, Fukushima Nuclear Power Plant Accident, Letter to Japanese Government (21 March, 2011).
(53)『読売新聞』社説，2011年12月24日.
(54) 福島県，福島県県民健康管理調査「基本調査（外部被ばく線量の推計，甲状腺検査）の概要について」，2011年12月13日．http://www.pref.fukushima.jp/imu/kenkoukanri/231213gaiyo.pdf
(55) 福島県「県民健康管理調査」検討委員会，2011，県民健康管理調査の概要，平成23年６月18日.
(56) 福島県「県民健康管理調査」検討委員会，2011，平成23年度第３回福島県「県民健康管理調査」検討委員会資料.
(57)『朝日新聞』2011年12月13日夕刊.
(58)『朝日新聞』2011年９月８日.
(59) 国際専門家会議，2011「放射線と健康リスク」組織委員会および報告者，国際専門家会議「結論と勧告」10月25日．http://www.nippon-foundation.or.jp/org/news/8f0j6k00000ez0kd-att/8f0j6k00000ez1cw.pdf
(60) 市民放射能測定所，2011「市民・科学者国際会議」資料．http://www.crms-jpn.com/art/140.html
(61) Burlakova, E.B., Shestpalov, V.M. et al., 2011, Chernobyl and New Knowledge, Report at the International Scientific Conference "25 Years after Chernobyl Catastrophe. Safety for the Future", Kiev, Ukraine (21 April, 2001).
(62) IARC, 2011, Agenda for Research on Chernobyl Health(ARCH) Technical Report. http://arch.iarc.fr/documents/ARCH_TechnicalReport.pdf

(22) 綿貫礼子＋「チェルノブイリ被害調査・救援」女性ネットワーク編，前掲書，pp.214－215.
(23) Kazakov,V.S. et al.,1992, "Thyroid cancer after Chernobyl", *Nature*, 359, p.21.
(24) Baverstock,K. et al., 1992, "Thyroid cancer after Chernobyl", *Nature*, 359, pp.21-22.
(25) WHO, 1995, Summary report, International conference on Health Consequences of the Chernobyl and other Radiological Accident, Geneva (20～23 November, 1995).
(26) Summary of the Conference Results, International Conference, One Decade After Chernobyl: Summing Up the Consequences of the Accident, Vienna(8～12 April, 1996).
(27) Permanent People's Tribunal, International Medical Commission on Chernobyl, 1996, *Permanent People's Tribunal Chernobyl—Environmental, Health and Human Rights Implications*, Vienna, Austria(12～15 April, 1996).
(28) UN-OCHA, 1997, International Seminar, Chernobyl and Beyond, Humanitarian Assistance to Victims of Technological Disasters, Moscow (27～29 May, 1997).
(29) UN-OCHA, 2000, *Chernobyl - A Continuing Catastrophe*, United Nations.
(30) UNSCEAR, 2000, *Exposure and effects of the Chernobyl accident*, UNSCEAR 2000 report to the General Assembl, Annex J,y, United Nations.
(31) L-E.Holm, 2000, *Lancet*, 356, p.344.
(32) Appeal by a group of scientists of the Republic of Belarus to the United Nations General Assembly at its 55th session, United Nation A/C, 4/55/5.
(33) Scientific Center for Radiation Medicine, Academy of Medical Science of Ukraine, 2001, Analysis of the data and conclusion of the report of the UNSCEAR to the United Nation's General Assembly.
(34) 3rd International Conference Conclusions, 2001, Health Effect of the Chernobyl Accident: Results of 15-year Follow-up Studies, Kiev, Ukraine(4～8 June, 2001).
(35) Fernex, M., The Chernobyl Catastrophe and Health Care. http://www.independentwho.info/Documents/M_Fernex/ChernobylCatastrophe_Fernex_EN.pdf
(36) WHO, 2001, Interpretation of the World Health Organization's Agreement with the International Atomic Energy Agency Statement WHO/06(23 Feb. 2001).
(37) UNDP and UNICEF, 2002, *Human Consequences of the Chernobyl Nuclear accident－A Strategy for Recovery*.
(38) Resolution of the 4th International conference, 2003, "Chernobyl Children-Health Effects and Psychosocial Rehabilitation, Kiev, Ukraine (2～6 June, 2003).
(39) The Chernobyl Forum, *op. cit*.
(40) たとえば，IPPNW & GFS, 2011, *Health Effects of Chernobyl, 25 years after the reactor catastrophe*, および Yablokov, V. et al., 2009, *CHERNOBYL: Consequences of the Catastrophe for People and the Environment*, Annals of the New York Academy of Sciences, vol. 1181.

(35) Nomura, T., 2006, "Transgenerational Effects of Radiation and Chemicals in Mice and Humans", *J. Radiation Research* 47, Supple, B83-97.
(36) Сипягина, А. Е. и др., 2006, "Критерии повышенной чуствительности к малым дозам ионизирующего издлучения и ее значение вформировании адаптивных процессов у детей", *ЗдоровьеДетейиРадиация; Акутуальные проблемыиРешенияВыпуск 2*, pp.149-160.
(37) 吉田によるエレーナ・ブルラコーワ教授へのインタビュー．2011年10月21日，モスクワ，ロシア科学アカデミー生化学物理研究所にて．
(38) ダイオキシン・環境ホルモン対策国民会議総会記念講演会での井上達氏のコメント．2011年7月23日．

Ⅲ章

(1) The Chernobyl Forum, 2005, *Chernobyl's Legacy: Health, Environmental and Socio-Economic Impact*, IAEA.
(2) UN Action Plan on Chernobyl to 2016, Final version, 2008, 21 November. http://chernobyl.undp.org/russian/docs/action_plan_final_nov08.pdf
(3) UNSCEAR's Assessment of the Radiation Effects, 2011; *Sources and Effects of Ionizing Radiation*, UNSCEAR 2008 Report to General Assembly.
(4) 綿貫礼子編，1987／オンデマンド版2011『廃炉に向けて』新評論．
(5) 綿貫礼子・吉田由布子，2005『未来世代への「戦争」が始まっている―ミナマタ・ベトナム・チェルノブイリ』岩波書店，p.45.
(6) 綿貫礼子，1991『大地は死んだ』藤原書店，pp.168－170.
(7) ガムバロフ, M. ほか，1989『チェルノブイリは女たちを変えた』グルッペGAU訳，社会思想社．
(8) 綿貫礼子，前掲書，pp.20－22.
(9)『朝日新聞』1986年8月29日．
(10) ヤロシンスカヤ, A.，1994『チェルノブイリ極秘』和田あき子訳，平凡社，p.142.
(11) 中川保雄，1991／増補版2011『放射線被曝の歴史』技術と人間，明石書店．
(12) 綿貫礼子・吉田由布子，前掲書，pp.43-86.
(13) 七沢潔，1996『原発事故を問う』岩波新書，pp.133－134.
(14) 同上書，pp.146-147.
(15) 座談会「原子力開発の今後・ブリックスIAEA事務局長を囲んで」『朝日新聞』1986年11月5日．
(16)『朝日新聞』1987年6月3日夕刊．
(17) ヤロシンスカヤ, A.，前掲書，p372.
(18) 国際諮問委員会，1991『国際チェルノブイリ計画概要，国際諮問委員会報告書』原子力安全研究協会訳，p.2.
(19) 綿貫礼子＋「チェルノブイリ被害調査・救援」女性ネットワーク編，1992『誕生前の死―小児ガンを追う女たちの目』藤原書店，pp.77－79.
(20) 同上書，pp.158－177，pp.194－202.
(21) 国際諮問委員会，前掲書．

(19) Дорошенко, В. Н., 2011, Медицинские последствия Чернобыльской катастрофы в Брянской области (2011年10月20日，モスクワ会議資料).
(20) Сосновская, Е. Я., Котова, О. В., 2011, Состояние здоровья детей Беларуси по данным Государственного регистра лиц, подвергшихся воздействию радиации вследствие катастрофы на Чернобыльской АЭС (2011年10月20日，モスクワ会議資料).
(21) Жиленко, М. И., Федрова М. В., 1999, "Состояние здоровья беременных, родилиниц и новорожденных в усровьях воздиствия малых доз радиации", *Акушерство и гинекология*, 1, p.20.
(22) Личак, Н. В. и др., 2006, "Особенности паталогии репродуктивноых органов женщин и девочек, прожвающих в регионах с радиоактивным загрязнением", *Здоровье Детей и Радиация; Акутуальные проблемы и Решения Выпуск 2*, pp.94-95.
(23) Министерство Украины по вопросом чрезвычайнных ситуаций и по делам защиты населения от последствий Чернобыльской катастрофы, 2001, *15 лет Чернобыльской катастрофы. Опыт преодоления. Национальный доклад Украины*.
(24) Милованов, А.П., 1997, Морфофункциональные Особенности Плаценты, Под редакции М.В.Федровой и др, *op. cit.*, pp.200-221.
(25) Яговдик, И. Н., *op. cit.*
(26) Danilyuk, V. V. et al., 2002, *Chernobyl: Message for 21st Century*, International Congress Series 1234, pp.39-47.
(27) Степанова, Е. И., 2011, Чернобыль и здоровье детей Украины (итоги 25- летних наблюдений) (2011年10月20日，モスクワ会議資料).
(28) Bandazhevsky, Y., 2003, "Chronic Cs137 incorporation in children's organism", *Swiss Medical Weekly*, 133,pp.488-490.
(29) Nakajima H. et al., 2000, "Biological concentration of radionuclides in plants and animals after Chernobyl catastrophe", Sato, F. et al. eds., *Biological Effects of Low Dose Radiation*, pp.199-205.
(30) Балева, Л. С. и др., 2006, Состояание здоровья детей, родители которых подверглись в подростковом воозрасте воздействию малых доз радиации, *Здоровье Детей и Радиация; Акутуальные проблемы и Решения Выпуск 2*, pp.112-117.
(31) 福岡秀興，2008，前掲書.
(32) Ilnytskyy, Y. et al., 2009, "Radiation-Induced Bystandar Effects In Vivo are Epigenetically Regulated in a Tissue-Specific Manner", *Environmental and Molecular Mutagenesis* 50, pp.105-113.
(33) Anway, M. D. et al., 2005, "Epigenetic transgenerational actions of endocrine disruptors and male fertility", *Science*, Jun 3, 308(5727), pp.1466-1469.
(34) Anway, M. D. et al., 2006, "Epigenetic transgenerational actions of endocrine disruptors", *Endocrinology*, Jun,147(6 Suppl),S43-49.

Exposure to X-rays and Chemicals Induces Heritable Tumors and Anomalies in Mice", Nature, pp.296, 575－577. 野村大成，1992「生きとし生けるもの―放射線障害」綿貫礼子＋「チェルノブイリ被害調査・救援」女性ネットワーク編，前掲書，pp.128－157.

Ⅱ章

（1）綿貫礼子，1991『大地は死んだ』藤原書店，p.43.
（2）綿貫礼子，1979『生命系の危機』アンヴィエル.
（3）綿貫礼子，1986『胎児からの黙示』世界書院.
（4）コルボーン, T. ほか，1997『奪われし未来』長尾力訳，翔泳社，付録 p.5.
（5）Vom Saal, F. et al., 1997, "Prostate enlargement in mice due to fetal exposure to low doses of estradiol or diethylstilbestrol and opposite effects at high doses", Proceedins of National Academy of Sciences USA, 94, pp.2056－2061.
（6）ブルラコーワ, E. ほか，1998「低レベル被曝の特殊性とリクビダートルへの影響」今中哲二編『チェルノブイリ事故による放射能災害　国際共同研究報告書』技術と人間，pp. 289－302.
（7）綿貫礼子，1991，前掲書，pp.121－162.
（8）綿貫礼子＋「チェルノブイリ被害調査・救援」女性ネットワーク編，1992『誕生前の死―小児ガンを追う女たちの目』藤原書店，pp.128－157.
（9）綿貫礼子・吉田由布子，2005『未来世代への戦争が始まっている―ミナマタ，ベトナム，チェルノブイリ』岩波書店，pp.233－237.
（10）綿貫礼子・吉田由布子編，2002『核のない世界に向けてⅡ―チェルノブイリから東海村まで』「チェルノブイリ被害調査・救援」女性ネットワーク（自主出版）.
（11）綿貫礼子・吉田由布子，2005，前掲書，pp.107－110.
（12）Под редакции М.В.Федровой и др., 1997, *Репродуктивное здоровье женщины и потомство в регионах с радиоактивным загрязнением (последствия аварии на ЧАЭС),* Медицина.
（13）Яговдик, И. Н., 1998, Менструальная функция в усровьях инкорпорации радиоцезия, *Чернобыль; Экорогия и здоровье*, №2, pp.88-94.
（14）原子力安全委員会専門委員会低線量被曝影響分科会編，2004「低線量放射線リスクの科学的基盤―現状と課題（案）」p.15.
（15）福岡秀興，2008「胎生期の低栄養と成人期の疾病リスク―成人病胎児期発症（起源）説」日本内分泌攪乱化学物質学会第19回講演会テキスト，pp.1－8.
（16）堤治，2005『環境生殖学入門』朝日出版社.
（17）Resolution of the 4th International Conference, 2003, "Chernobyl Children-Health Effects and Psychosocial Rehabilitation", Kiev, Ukraine (2～6 June, 2003).
（18）Ministry of Ukraine of Emergency, 2011, ***25 years after Chornobyl Accident, Safety for the Future, National Report of Ukraine***. http://www.chornobyl25.gov.ua/en/index.html
また，「女性ネットワーク」によるウクライナ・ナショナルレポートの抜粋訳は http://archives.shiminkagaku.org/archives/2011/12/post-281.html に掲載.

参考文献・資料一覧

序

（1）3・11以降のチェルノブイリとフクシマに関する記述の一部は綿貫礼子・吉田由布子，2011「放射能汚染が未来世代に及ぼす影響」『現代化学』5月号，同「CHERNOBYL（チェルノブイリ）とFUKUSHIMA（フクシマ）」『現代化学』7月号を下敷きにした．

（2）綿貫礼子・吉田由布子，2003～2004「環境汚染地域の子どもたち」『科学』73(11)～74(4)(6).

（3）綿貫礼子・吉田由布子，2005『未来世代への「戦争」が始まっている―ミナマタ・ベトナム・チェルノブイリ』岩波書店．

I章

（1）カーソン，R.，1964『生と死の妙薬』（後に『沈黙の春』と改題）青木簗一訳，新潮社．

（2）Stewart, A. et al., 1958, "A Survey of Childhood Marignancies", British Medical Journal, i:pp. 1495-1508.

（3）綿貫礼子＋「チェルノブイリ被害調査・救援」女性ネットワーク編，1992『誕生前の死―小児ガンを追う女たちの目』藤原書店．

（4）米沢富美子，2009『猿橋勝子という生き方』岩波科学ライブラリー157，岩波書店．

（5）コルボーン，T.，ダマノスキ．D.，マイヤース，J.P.，1997『奪われし未来』長尾力訳，翔泳社．

（6）マーフィ，S.，ヘイ，A.，ローズ，S.，1985『生物化学戦争』綿貫礼子・里深文彦訳，現代教養文庫，社会思想社．

（7）廣重徹，1969「問い直される科学の意味」『自然』2月号．

（8）廣重徹，2008『近代科学再考』ちくま学芸文庫（朝日新聞社1979年版より復刊）．

（9）綿貫礼子，1986『胎児からの黙示』世界書院．

（10）綿貫礼子，1984「生命の視座」『ライフサイエンス』通巻194号，Vol.11, No,10, pp.62-65.

（11）ラベッツ，J.，1984『現代世界の危機と未来への展望』岩波書店編集部編，岩波書店．

（12）ノーウッド，C.，1982『胎児からの警告』綿貫礼子・河村宏訳，新評論．

（13）綿貫礼子，2001「生殖健康と環境ホルモン」『二〇世紀の定義　第七巻　生きること死ぬこと』岩波書店，pp.150－153, 164－166.

（14）コルボーン，T.ほか，前掲書．

（15）Nomura, T., 1989, "Role of Radiation-induced Mutation in Multigeneration Carcinogenesis", *IARC Sci. Publ.*, No.96, pp.375-387; Nomura, T., 1982, "Parental

著者紹介

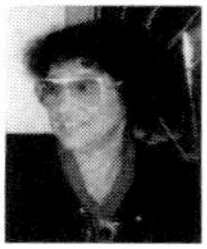

綿貫礼子（わたぬき・れいこ）［編］ サイエンス・ライター。専門は環境学、平和研究、エコロジー。東京薬科大学卒業。「チェルノブイリ被害調査・救援」女性ネットワーク代表。主な著書に『胎児からの黙示』（世界書院）、『廃炉に向けて』（編著・新評論）、『リプロダクティブ・ヘルスと環境』（共編・工作舎）、『環境ホルモンとは何か』（共著・藤原書店）、『地球環境と安全保障』（共編・有信堂高文社）、『未来世代への「戦争」が始まっている』（共著・岩波書店）など。2012年1月30日歿。

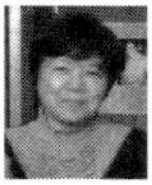

吉田由布子（よしだ・ゆうこ） 千葉大学卒業。「女性ネットワーク」事務局長。著書に『ピルの危険な話』（共著・東京書籍）、『原爆調査の歴史を問い直す』（共著・市民科学研究室低線量被曝研究会）など。

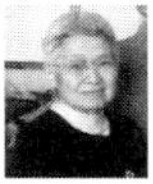

二神淑子（ふたがみ・きよこ） 愛媛大学卒業。キエフ大学大学院国際関係学部修了。「女性ネットワーク」副事務局長。著書に『世界の老人の生き方』（共著・有斐閣）、『各国「女性」事情』（共著・学陽書房）。

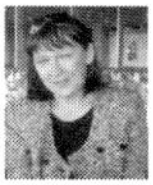

リュドミラ・サァキャン（Саакян Людмила С.） モスクワ大学日本語科卒業。「女性ネットワーク」スタッフ。現在、ロシア国営テレビ・ラジオ放送会社国際放送部門「ロシアの声」勤務。

放射能汚染が未来世代に及ぼすもの

「科学」を問い、脱原発の思想を紡ぐ　（検印廃止）

2012年3月5日　初版第1刷発行

編　者　綿　貫　礼　子

発行者　武　市　一　幸

発行所　株式会社　新　評　論

〒169-0051 東京都新宿区西早稲田3-16-28
http://www.shinhyoron.co.jp

TEL 03（3202）7391
FAX 03（3202）5832
振　替 00160-1-113487

定価はカバーに表示してあります
落丁・乱丁本はお取り替えします

印　刷　フォレスト
製　本　中永製本所

ISBN978-4-7948-0894-3
Printed in Japan